Walther

Schmerzzentrale Gehirn

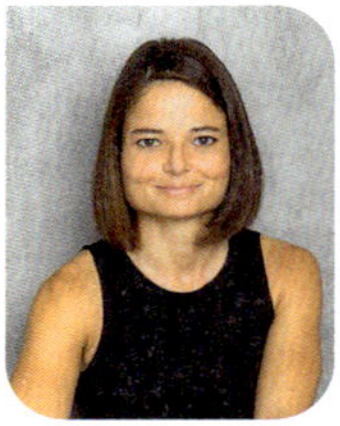

Luise Walther ist die Expertin für Neurozentriertes Training an der Schnittstelle zwischen Medizin und Fitness und war bereits in zahlreichen Medien zu Gast. Sie verfügt über fundiertes Fachwissen und unglaubliche Erfahrung in Rehabilitation, Verletzungsprophylaxe und Performance-Steigerung. Bei ihrem innovativen Training geht es weniger um Selbstoptimierung, sondern vor allem um die Balance aus An- und Entspannung des Nervensystems. Bei diesem ganzheitlichen Ansatz setzt sie auf präzise gehirnbasierte Übungen mit Fokus auf Schmerzreduktion und Verbesserung der Bewegungsabläufe. Mehr unter: www.luisewalther.de

Dank

Herzlichen Dank an meine Familie für eure Unterstützung und dass ihr mich immer an Ruhe erinnert. An Nils für deinen fachlichen und menschlichen Input auf allen Ebenen und an Julian für tägliche Struktur, Impulse und Pausen – ohne euch wäre aus meiner Frustration nach der zweiten OP so schnell keine Motivation geworden. Und dieses Buch ist nur dank euch möglich.

Luise Walther

Schmerzzentrale Gehirn

Neurozentriertes Training: das Schmerzgedächtnis umprogrammieren und Schmerzen lindern

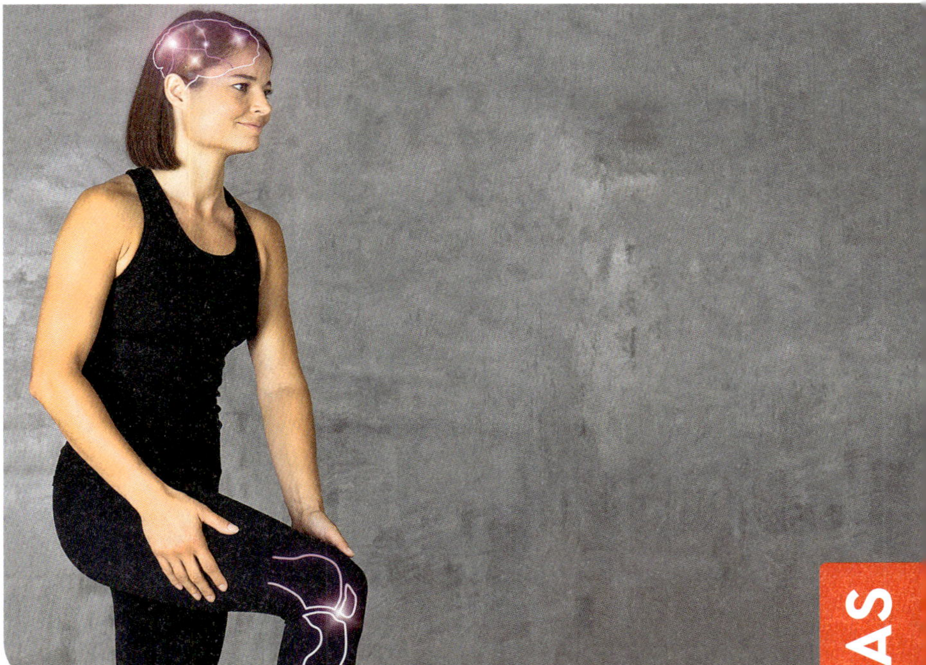

TRIAS

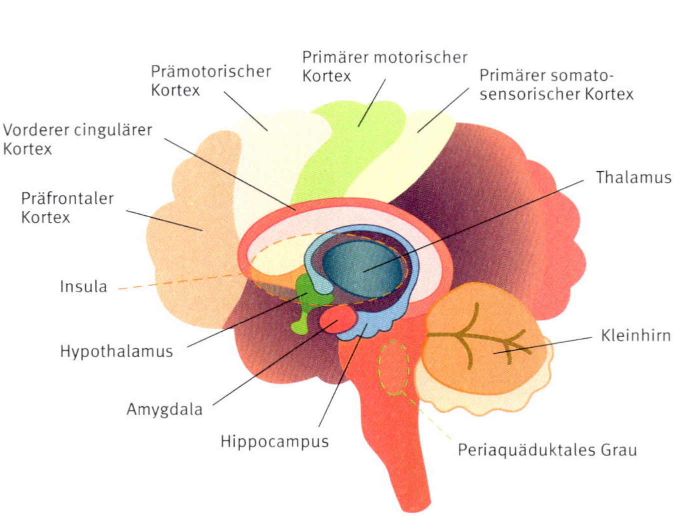
Prämotorischer Kortex
Primärer motorischer Kortex
Primärer somato-sensorischer Kortex
Vorderer cingulärer Kortex
Präfrontaler Kortex
Thalamus
Insula
Hypothalamus
Kleinhirn
Amygdala
Hippocampus
Periaquäduktales Grau

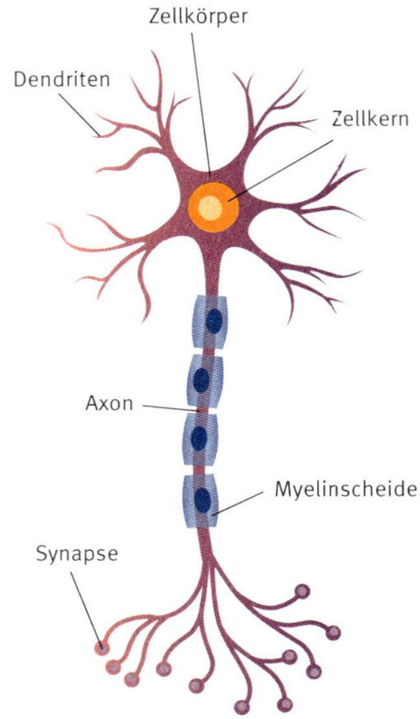
Zellkörper
Dendriten
Zellkern
Axon
Myelinscheide
Synapse

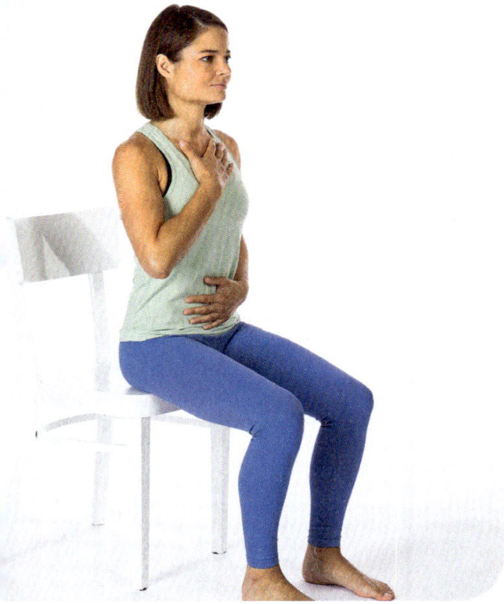

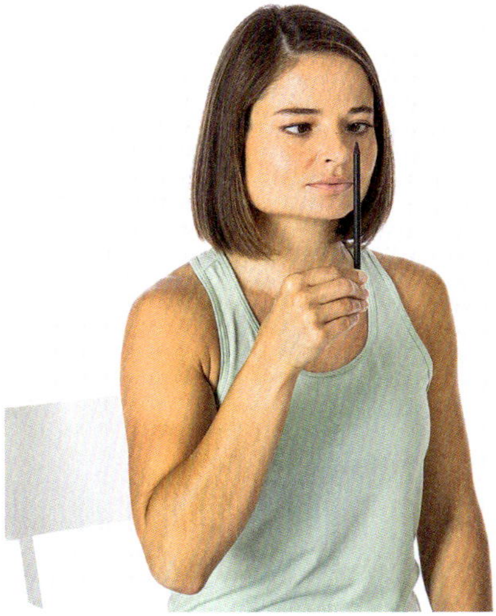

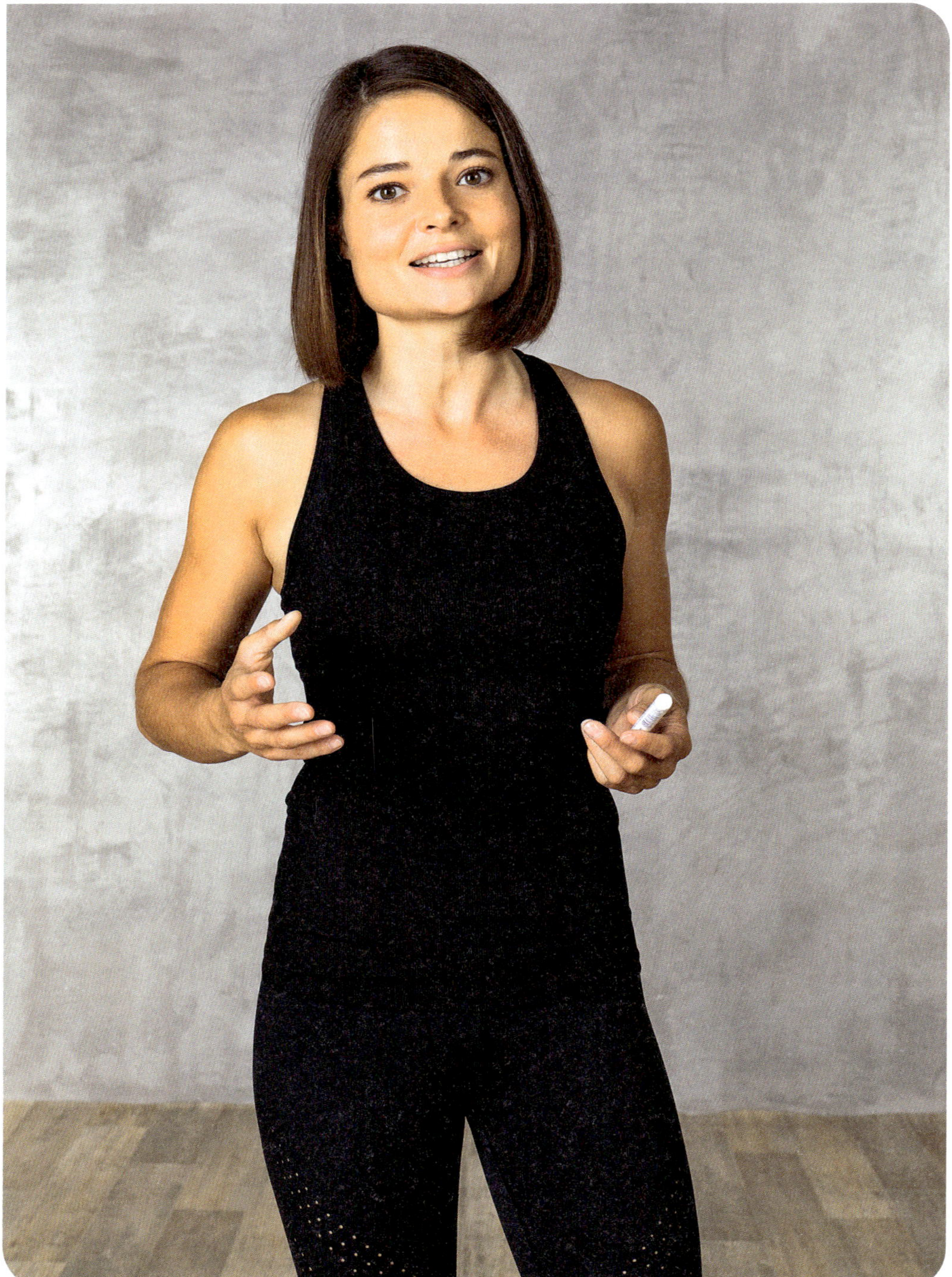

Meine Geschichte

Ich liege auf dem Boden im Flur und habe keine Ahnung, wie ich die nächsten zwei Stunden überstehen soll. Der Weg vom Schlafzimmer in den Flur hat mich sicherlich 30 Minuten gekostet. Wie ein Käfer auf dem Rücken ...

So liege ich da, der Ohnmacht nahe. Einfach nicht bewegen, denke ich mir, dann tut es nicht so weh. Wenn ich weniger tief atme, bewege ich mich weniger und habe weniger Schmerzen. Aber wie lange kann ich in dieser Situation ausharren? Dieses Brennen im Rücken, das sich über das Bein bis in den Fuß zieht, ist unerträglich. Mal kribbelt es, mal sticht es, mal sind es gefühlte Nadelstiche, dann wieder fühlt es sich an, als ob mein Rücken und mein Bein Feuer gefangen hätten. Lange halte ich das nicht mehr aus.

Dann klingelt das Handy. Meine Schwester fragt mich, wie es mir geht, ob sie mir was vorbeibringen soll. Ich spaße, dass ich gern eine Portion Kaiserschmarrn hätte, aber die Tür vermutlich nicht öffnen könnte, sie müsste also über den Nachbarbalkon in die Wohnung kommen. Wir lachen beide. Für einen Moment ist der Schmerz wie verflogen. Nicht da. Nicht spürbar. Herrlich. Aber wie kann das sein? Als ich auflege, merke ich, wie sich das Brennen vom Fuß über die Wade bis ins Gesäß hochzieht. Ich wünsche mir nichts mehr, als dass ich einfach nichts mehr spüre. Keine Schmerzen mehr.

Als ich 2016 vor meiner ersten Bandscheiben-OP im Flur lag, war ich verzweifelt und frustriert. Ich hatte eine Odyssee hinter mir – Orthopädie, Physiotherapie, Tagesklinik, Sport – und trotzdem immer wieder Rückenschmerzen. Nichts hat so richtig geholfen. Mich zermürbte das

Gefühl, dass es mal einen Tag besser war, dann wieder schlechter. Morgens kam ich kaum in die Gänge, tagsüber wurde es besser. Jeder Tag fühlte sich unberechenbar an und ich vertraute meinem Körper überhaupt nicht mehr. Nach der OP und Reha war es nicht besser. Ich fühlte mich weder gut aufgeklärt noch gut beraten, wie es für mich wieder zurück ins normale Leben gehen konnte. Was darf ich tun, was sollte ich vermeiden? Wie finde ich wieder zu meiner alten Form zurück? Die medizinische Grundversorgung war tadellos und ich möchte nicht jammern, im Gegenteil. Nach der OP konnte ich zumindest wieder einigermaßen laufen und mich bewegen. Aber das Vertrauen in meinen Körper war weg. Der Schmerz leider nicht.

Ich habe in den folgenden Jahren meinen Job gekündigt und mich auf die Suche nach der Lösung für meine Schmerzen begeben. Ich habe so ziemlich alles ausprobiert: habe Trainer-Lizenzen gemacht, Weiterbildungen besucht und viel gelesen. Aber nichts hat langfristig und nachhaltig gewirkt. Bis ich gelernt und verstanden habe, dass Schmerz und Bewegung im Gehirn entstehen. Wir müssen also Schmerz und damit Therapie und Training radikal neu denken.

Für mich kam der Schmerz immer vom Bandscheibenvorfall. Dann wurde ich operiert, der Bandschiebenvorfall war also weg. Der Schmerz war aber noch da. Das ergab für mich keinen Sinn.

Viele meiner Kundinnen und Kunden haben Schmerzen und es gibt keine anatomische Ursache. Auf dem MRT ist kein Bandscheibenvorfall zu sehen, der Schmerz ist aber dennoch da. Bei anderen sieht man Bandscheibenvorfälle auf dem MRT, aber der Schmerz passt anatomisch nicht zum Bild. Was haben alle diese Fälle gemeinsam?

In allen Beispielen überprüft das Gehirn individuell, ob die Person sich in Gefahr befindet oder nicht. Befinden wir uns in Gefahr, reagiert das Gehirn und will uns schützen. Um uns zu schützen, ist Schmerz ein gutes Mittel. Denn auf Schmerz reagieren wir sofort. Wenn es im Rücken zwickt, stehen wir auf, strecken und mobilisieren uns kurz. Treten wir auf einen spitzen Gegenstand, ziehen wir sofort den Fuß weg. Fassen wir etwas Heißes an, ziehen wir sofort die Hand weg. Schmerz dient uns als Warnung und Signal. Reagieren wir aber nicht rechtzeitig, nicht ausreichend, kommt der Schmerz wieder. Denn wenn wir auf eine Bedrohung nicht oder unzureichend reagieren und sich unser Gehirn dadurch weiterhin bedroht fühlt, wird es uns weiter warnen. Und der Schmerz bleibt.

Wir dürfen Schmerz also als individuelle Alarmanlage verstehen. Und diese Alarmanlage überprüft alles: unseren Körper, unsere Umwelt, unsere eigene Körperwahrnehmung. So kann es sein, dass der Schmerz in einem Moment nicht auszuhalten ist – und im nächsten Moment ist dein Gehirn mit etwas anderem beschäftigt. Das bedeutet nicht, dass du dir den Schmerz einbildest. Im Gegenteil. Schmerz ist immer individuell und komplex. Schmerz hat unterschiedliche Dimensionen; deswegen gilt es, bei diesem Thema die biomedizinische, mentale und soziale Ebene miteinander zu verbinden. Man spricht daher auch vom biopsychosozialen Modell. Es ist besonders bei der Erklärung von chronischen Schmerzen etabliert und setzt die biologischen, psychologischen und sozialen Faktoren in Beziehung zueinander, die sich gegenseitig beeinflussen und nicht unabhängig voneinander betrachtet werden sollten.

Während ich schmerzverzerrt auf dem Boden lag und mit meiner Schwester telefonierte, spürte ich keinerlei Schmerz. Mein Gehirn fühlte sich für einen Moment so sicher, dass der Schmerzreiz nicht ausgelöst wurde.

Wie das alles zusammenhängt, erfährst du in diesem Buch. Und vor allem wirst du lernen, was du selbst aktiv tun kannst. Denn keine Ärztin, kein Therapeut – niemand kann dir diese Aufgabe abnehmen. Du kannst dir Hilfe und Unterstützung holen und darfst dann selbst aktiv werden. Denn deine Alarmanlage ist individuell auf dich abgestimmt. Den Zugang hast also nur du.

Ich freue mich, dich auf diesem Weg begleiten zu dürfen, dich mit diesem Buch und den Beispielen zu motivieren, deine Neugierde zu wecken und dir Mut zu machen, selbst aktiv zu werden.

Luise Walther

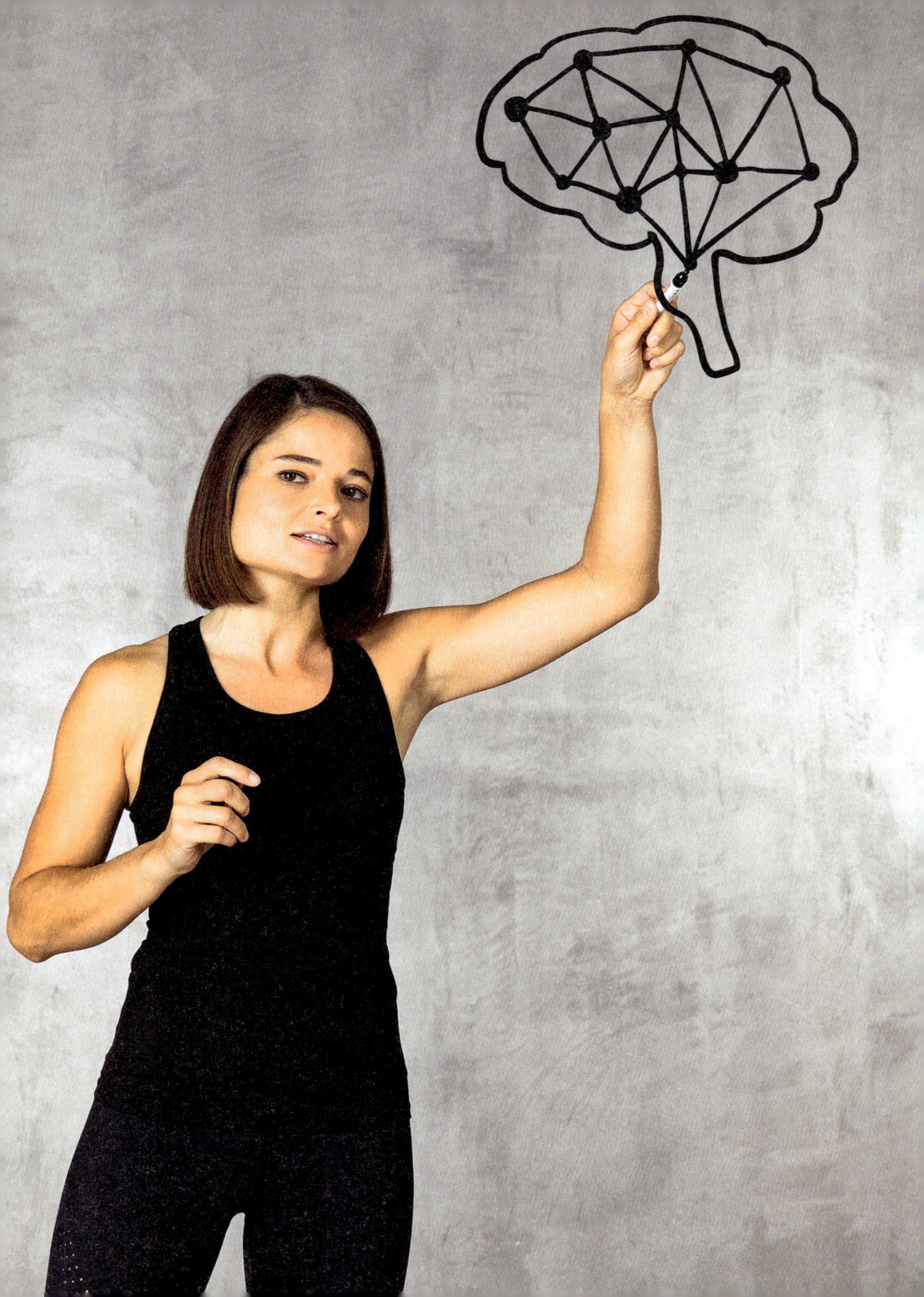

Schmerz entsteht im Gehirn

Heute wissen wir, dass Schmerzen nicht an einem Körperteil entstehen, sondern im Gehirn. Der komplizierte Prozess ist noch nicht endgültig erforscht.

Schmerz und Bewegung

Unser Gehirn steuert unsere Bewegungen, aber auch unser Schmerzempfinden. Durch Schmerz warnt es uns vor Gefahr. Wichtig ist, dass wir die Signale richtig deuten.

Aus meiner eigenen anfänglichen Frustration im Umgang mit Schmerz und Bewegung habe ich die Motivation entwickelt, meine Erfahrungen und mein Wissen mit anderen zu teilen. Im Rahmen des Neurozentrierten Trainings begleite ich Betroffene auf dem Weg zur Bewältigung ihrer Schmerzen und zur Leistungssteigerung.

Ich habe immer Schmerzen – oder stelle ich mich an?

» *Eine Kundin beschreibt mir ihren Alltag: Sie wacht morgens auf und hat Schmerzen. Sie steht auf, geht ins Bad, macht sich fertig und hat dabei Schmerzen. Sie kocht sich ihren Kaffee und fährt zur Arbeit und hat dabei Schmerzen. Acht Stunden sitzt sie im Büro und leidet unter Schmerzen. Nach Feierabend geht sie noch einkaufen, isst zu Abend und sieht fern. Danach macht sie sich fertig fürs Bett und hat auch dabei Schmerzen. Bis sie im Bett liegt und versucht einzuschlafen, hat sie den ganzen Tag unter Schmerzen gelitten.*

Ich frage sie provokant: Hattest du wirklich den ganzen Tag Schmerzen? Auch beim Kaffeetrinken am Morgen? Auch beim Zähneputzen am Abend? Beim Telefonieren mit der Kollegin? Beim Plausch mit dem Kassierer?

Sie erzählt, dass der Schmerz nicht immer da sei, aber allein die Angst, dass er gleich wiederkomme, bedrücke sie. Deswegen fährt sie auch nicht mehr Rad. Ihre Freunde sagen, sie solle sich nicht so anstellen. Ihr Mann ist genervt, dass sie kaum noch etwas gemeinsam unternehmen und die Schmerzen das ganze Leben dominieren.

Und meine Kundin ist frustriert, dass sie keiner ernst nimmt und dass sie sich und ihren Schmerz verteidigen muss. Manchmal fragt sie sich selbst, ob sie sich zu sehr anstellt. Ob sie sich mehr zusammenreißen sollte. Vielleicht ist es alles nur psychisch. Vielleicht liegt es an ihr. «

Für Menschen wie sie schreibe ich dieses Buch. Weil es mich ärgert, wie wenig viele Betroffene über Schmerz wissen. Und weil sich kaum jemand die Zeit nimmt, es zu erklären, oder es nur in komplizierten Abhandlungen erklärt wird. In wissenschaftlichen Artikeln gibt es Unmengen an Informationen, aber wer hat schon die Zeit, sich das alles durchzulesen? Und wenn man die Zeit hat, was macht man dann mit all dem theoretischen Wissen?

Dieses Buch ist kein medizinisches Nachschlagewerk. Es ist auch kein Ersatz für eine Therapie oder ein Training. Sondern es ist der ehrliche Versuch, mit viel Herz und Hirn dich und alle anderen Lesenden zu ermutigen, den eigenen Körper zu verstehen und ihm zu vertrauen. Ich möchte dir helfen, einen guten Weg im Umgang mit Schmerz zu entdecken, damit du unbeschwert deinen Alltag genießen kannst. Ich zeige dir neue Perspektiven und motiviere dich, Ungewohntes zu wagen und dich neu kennen zu lernen.

Dazu solltest du die Funktionen und Arbeitsweisen deines Körpers und Nervensystems besser verstehen. Keine Angst, das wird keine hochkomplexe Abhandlung mit vielen neuroanatomischen Details. Ich möchte aber, dass du verstehst, was in deinem Körper vorgeht. Nur so kannst du seine Reaktionen verstehen und angemessen darauf reagieren. Viele Schmerzgeplagte kennen sich anatomisch bis ins kleinste Detail aus und können alle chemischen Bausteine der unterschiedlichen Medikamente, die sie bisher genommen haben, nennen. Mit der Funktionsweise des menschlichen Gehirns kennen sich aber die wenigsten aus.

Wie arbeitet unser Gehirn?

Vereinfacht gesagt, ist unser Gehirn dafür da, unser Überleben zu schützen. Unser Gehirn besteht aus über 100 Milliarden Nervenzellen, dadurch kann es sich immer wieder umbauen und neu strukturieren. Jede Nervenzelle besteht aus einem Axon, einem schlauchartigen Fortsatz, und unzähligen Dendriten, den Zellausläufern, über die sie Kontakt mit anderen Nervenzellen an den Synapsen aufnehmen kann. Dieser Kontakt kann über chemische und elektrische Signale geschehen. Und daraus entsteht ein verzweigtes Netzwerk, dass ein Leben lang neue Axone und Dendriten bilden kann und damit dynamisch auf das reagiert, was unser Körper erlebt und tut.

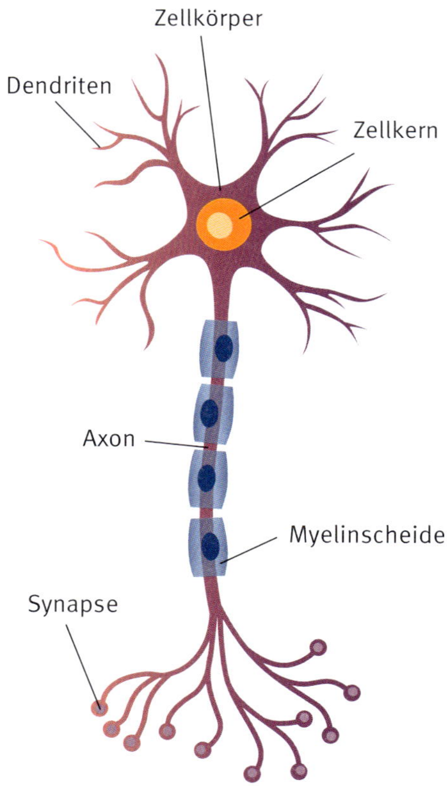

Aufbau der Nervenzellen

Diese Fähigkeit unseres Gehirns, sich immer wieder umzubauen und an äußere und innere Einflüsse anzupassen, nennt man Neuroplastizität. Und genau das ist die Grundlage des Neurozentrierten Trainings. Denn wenn zum Beispiel durch eine Krankheit oder einen Unfall Nervenzellen zerstört werden, übernehmen die benachbarten Nervenzellen die ursprüngliche Funktion. Dieses Prinzip nennt man auch kompensatorische Regulation.

Durch die Bildung neuer Dendriten entstehen ständig neue Verbindungen. Je mehr aktive Verbindungen, desto flexibler, kreativer und schneller kann der Körper reagieren. Je neugieriger und aktiver du bist, desto mehr Verknüpfungen gibt es zwischen den Neuronen. Ein aktiver und bewegter Lebensstil ist also ideal, um Schmerzen zu mindern oder ihnen vorzubeugen.

Es ist die Aufgabe der menschlichen Schaltzentrale, uns vor Gefahr und Bedrohung zu schützen. Dafür überprüft das Gehirn in jeder Millisekunde, ob wir uns in einer Gefahrensituation befinden oder nicht, indem es Informationen über den Körper aufnimmt. Hierfür gibt es drei unterschiedliche Möglichkeiten. Über die Sinnesorgane, zum Beispiel Augen, Ohren und Haut, werden Information aus der Umwelt aufgenommen und an das Gehirn gesendet. Informationen aus dem Inneren des Körpers, aus den Organen, werden ebenso an das Gehirn geschickt. Und über die Körperwahrnehmung wird die Position des Körpers und der Gliedmaßen im Raum an das Gehirn gesendet. Mehr dazu erfährst du im Kapitel »Woher bezieht der Körper seine Informationen?« (Seite 39).

All diese Informationen werden im Gehirn miteinander abgeglichen und ausgewertet. Erst nach der Interpretation aller Daten entscheidet das Gehirn, welche Reaktion erfolgt. Aufgrund dieser Datenanalyse können zum Beispiel eine Bewegung geplant und ausgeführt oder auch Signale in Schmerz umgewandelt werden. Du siehst, erst durch die Verarbeitung der Informationen entsteht Schmerz und Bewegung im Gehirn. Sie sind das Ergebnis der Integration und Interpretation aller vorliegenden Daten. Schmerz entsteht nicht im Knie, nicht im Rücken und nicht an der Wunde. Dort werden nur Gefahrenreize unter anderem über Nozizeptoren wahrgenommen. Der Schmerz entsteht erst im Gehirn.

Und genau da setzt das Neurozentrierte Training an. Es stellt die Informationsaufnahme des Körpers und die Verarbeitung der Informationen im Gehirn in den Mittelpunkt. Meiner Meinung nach steckt die Wissenschaft noch in den Kinderschuhen, was das Begreifen der Informationsverarbeitung im Gehirn angeht, auch wenn sie in den letzten Jahrzehnten große Fortschritte gemacht hat. Aber wirklich valide Aussagen über die detaillierten Vorgänge im Gehirn können wir nach meinem Empfinden nicht machen. Wir wissen, dass das Gehirn in Netzwerken arbeitet, was genau aber in welcher Intensität geschieht und in welcher Abhängigkeit steht, wissen wir noch nicht. Sehr gut belegt ist aber, dass sich die Qualität und Menge der aufgenommenen Informationen und die generelle Aktivierung der betroffenen Hirnareale im Training verbessern lässt. Das kann man sich vorstellen wie beim Kochen.

Schmerz lässt sich verändern

Wir können ein Kochrezept verfeinern und gute Zutaten auswählen. Wir können sorgsam die unterschiedlichen Zutaten zubereiten. Das Gericht, das am Ende serviert wird, wird aber jedes Mal etwas anders schmecken, denn unglaublich viele Faktoren spielen dabei eine Rolle: Welche Pfanne wurde benutzt? Wie genau ist die Temperaturanzeige des Ofens? Wie oft wurde umgerührt? War das Fleisch wässrig oder gut abgehangen? War das Obst frisch oder lag es schon ein paar Tage? War der Parmesan reif oder noch zu jung? War das Chili schärfer als vermutet? Selbst wenn man ein sehr genaues Rezept hat, kann das Gericht doch immer wieder anders schmecken. Auch wenn man einzelne Zutaten auswechselt, zum Beispiel statt Koriander Dill verwendet oder statt einer Prise Zucker einen Löffel Honig nimmt, ändert sich die Konsistenz und auch der Geschmack.

Und genauso ist es mit Schmerzen. Wenn du wie in einem Rezept die Zutaten austauschst, kann sich das Gericht verändern. Wenn du statt der üblichen Bewegungen, die du machst, neue Bewegungsimpulse setzt, kann sich der Schmerz verändern. Wenn du durch deine Atmung die biochemische Zusammensetzung deines Körpers optimierst, ist das, wie wenn du eine Prise Salz oder Muskat in das Gericht gibst – es verändert sich.

Vielen Betroffenen hilft dieser Vergleich von Schmerz mit Essen. Essen kann man individuell verändern, Schmerzen auch. Das Training ist in diesem Fall das Büffet, an dem du dich bedienen kannst. Du kannst dir deine eigenen Zutaten zusammenstellen, die du magst und die sich für dich gut anfühlen. Und wie bei einem Büffet und dem Geschmack ist es individuell und kann sich von Zeit zu Zeit verändern. Mal magst du lieber gedünstetes Gemüse und mal einen frischen Salat. An anderen Tagen willst du Nudeln und dann eher einen Nachtisch.

Das Training bei Schmerzen ist genauso vielfältig. Bediene dich in diesem Buch wie an einem Büffet und picke dir immer mal wieder ein Bewegungshäppchen heraus, das in deinen Alltag passt und dir guttut. Denn gerade, wenn du Schmerzen hast, solltest du auf deine Körperwahrnehmung und dein Körpergefühl achten. Schon allein dadurch sammelst du neue Informationen. Ziel sollte immer sein, dass du dich frei und mit Leichtigkeit bewegen kannst.

Bewegung verändert sich ein Leben lang

Unser Gehirn erstellt Programme für jede Bewegung. Sie werden unentwegt weiterentwickelt. Grundlage dafür ist, wie wir uns bewegen, ob und wie wir Bewegungen üben und wie komplex und vielfältig diese Bewegungen sind. Im Laufe des Lebens verändern sich diese Programme also kontinuierlich und spiegeln wider, was wir im Alltag tun. Sitzen oder laufen wir viel, sehen die Bewegungsprogramme entsprechend verschieden aus.

Ein kleines Kind, das Laufen lernt, verbessert Tag für Tag die Bewegungsabläufe, bis es, ohne zu stolpern und an der Hand gehalten zu werden, frei und leicht durchs Leben geht. Im Laufe der Schulzeit kommen dann meistens sportliche Fertigkeiten hinzu: Man spielt Fußball, Tennis oder Volleyball und findet vielleicht auch im Verein oder mit Freunden weitere Hobbys, die meistens mit Bewegung verbunden sind. Bei Kletterausflügen, auf Wanderungen oder beim Schwimmen lernt der Körper immer speziellere und feiner aufeinander abgestimmte Bewegungen und erhält Informationen über die Körperhaltung, die Kopf- und Augenpositionen, die Koordination der Gliedmaßen.

Leider beginnt bei vielen mit dem Eintritt ins Erwachsenenalter eine sich steigernde Bewegungsarmut. Die Zeit für Sport und Bewegung wird knapper, Priorität haben nun Beruf und Familie. Das führt dazu, dass der Körper immer weniger neue Bewegungsimpulse bekommt und die Bewegungsprogramme dadurch ungenauer werden. Das kann man sich vorstellen wie eine unvollständige Bauanleitung. Fehlen unterschiedliche Schritte, wird es schwer, der Anleitung zu folgen. Fehlen dem Nervensystem Informationen über potenzielle Bewegungen, werden die Bewegungsprogramme weniger akkurat und Bewegungen fühlen sich mit der Zeit weniger geschmeidig an, die Beweglichkeit ist eingeschränkt und der Körper fest, steif und angespannt.

Jede Bewegung, die wir machen oder auch nicht machen, jede Position, die wir einnehmen oder nicht einnehmen, beeinflusst unsere Bewegungsprogramme. Damit haben wir die Chance, aktiv auf unseren Körper einzuwirken, denn eine Umprogrammierung ist jeder Zeit möglich. Dafür ist es notwendig, dass wir alle Gelenke in ihrem individuell natürlichen Umfang nutzen können. Das passiert im Alltag leider immer weniger, bietet jedoch sehr viel Potenzial für das Training und den bewegten Alltag.

Schmerz gehört zum Leben dazu

Nichts schränkt den Körper dabei so sehr ein wie Schmerz. Schmerz wird von vielen Menschen als grundsätzlich negativ wahrgenommen. Dabei sichern Schmerzen unser Überleben. Sie weisen uns darauf hin, wenn etwas zu viel, zu heiß, zu intensiv, zu lange, zu wenig oder zu unpassend auf unseren Körper eingewirkt hat. Es ist wichtig zu verstehen, was Schmerz bedeutet, wie er entsteht und wie man ihn beeinflussen kann.

Für Schmerz gibt es vielfältige Ursachen, zum Beispiel eine akute Verletzung oder Muskelkater nach dem Sport. Meistens ist die Ursache jedoch weniger offensichtlich. Dabei ist es wichtig zu begreifen und auch zu akzeptieren, dass Schmerz ein komplexes Phänomen und abhängig von sehr vielen unterschiedlichen Faktoren ist. Das macht den Umgang damit oft schwer.

Ob Schmerzen entstehen, ist abhängig von unterschiedlichen Einflüssen. Was du siehst, spürst, riechst, schmeckst, hörst, ist dabei ebenso wichtig wie, was du denkst, fühlst, glaubst, wie du dich bewegst und was in deinem Körperinneren und deinen Organen vor sich geht.

Sensorische, kognitive, affektive, motorische und vegetative Einflüsse spielen eine Rolle. So können Stress im Alltag, langandauernde Bildschirmarbeit, einseitige Körperhaltungen oder Belastungen und selbst ein unbequemes Bett eine große Rolle spielen und zu Verspannungen führen.

Diese manifestieren sich mit der Zeit und bringen den Körper, hier vor allem Gelenke und die dazugehörigen Gewebe, stetig in Positionen, die vor allem über lange Zeit an die Grenze der Belastbarkeit geraten. Das bedeutet nicht, dass es falsche Positionen oder Bewegungen gibt. Im Gegenteil – jede Bewegung ist gut für dich. Es ist wichtig, dass du Bänder, Sehnen und Knorpel möglichst vielseitig und abwechslungsreich belastest und entlastest, denn das fördert ihre Belastbarkeit.

Geschieht das nicht, tritt der Schmerz oftmals vermeintlich plötzlich und bereits bei kleinen Bewegungen auf, beim Ausräumen der Sporttasche, beim Hochheben der Katze oder beim Anziehen der Kleidung. Er hat sich aber schon eine ganze Zeit lang angebahnt. Es liegt dann oft an der Überempfindlichkeit der entsprechenden Strukturen, die nicht ausreichend und vielseitig bewegt wurden. Setzt du sie immer wieder gezielten Belastungen aus, kann dadurch ihre Belastbarkeit gesteigert werden.

Mit Wissen gegen den Schmerz

Es ist wichtig, sich mit den eigenen Schmerzen auseinanderzusetzen und sich nicht nur nützliches, sondern vor allem auch anwendbares Wissen anzueignen. Denn es ist mittlerweile bewiesen, dass bei Schmerzpatienten, die sich neue Erkenntnisse über das Thema Schmerzen aneignen, Schmerzen gelindert und die Belastbarkeit gesteigert werden kann.[1]

In der Realität findet genau das aber nur selten statt. Ärzte können dies in den kurzen Zeiten der Sprechstunde oft nicht leisten und auch nicht abrechnen. Viele medizinische Berufe sind in diesem Bereich schlichtweg nicht geschult und legen den Fokus auf klassische Behandlung statt auf Aufklärung und Wissensvermittlung. Meiner Meinung nach ist hier aber ein deutlicher Trend zu erkennen, dass sich immer mehr Praktizierende in den Bereichen Medizin, Therapie und Training mit genau diesen Themen auseinandersetzen. Hier nehmen auch digitale Lösungen einen immer größeren Stellenwert ein und bieten Zugang zu Wissen an.

Damit du selbstständig und eigenverantwortlich deine Ressourcen im Umgang mit Schmerzen nutzen kannst, erhältst du in diesem Buch die relevanten Informationen, um Schmerzen zu verstehen und sie langfristig und nachhaltig anzugehen. So kannst du mit dem Wissen lösungsorientiert die Herausforderungen in deinem Alltag angehen.

Was ist Schmerz?

Überall im Körper haben wir Gefahrensensoren. Sie melden dem Gehirn, wenn eine Situation bedrohlich ist. Daraufhin sendet das Gehirn einen Schmerzreiz.

Die Weltschmerzorganisation (International Association for the Study of Pain) definiert Schmerz als ein »unangenehmes Sinnes- und Gefühlserlebnis, das mit einer tatsächlichen oder drohenden Gewebeschädigung verknüpft ist oder mit Begriffen einer solchen Schädigung beschrieben wird.«[2]

Es gibt unterschiedliche Definitionen und Perspektiven auf das Thema Schmerz. Die Wissenschaft ist sich mittlerweile einig: Schmerz ist ein hochkomplexes Konstrukt. Es gibt nicht den einen Schmerz. Schmerz ist nichts anderes als eine zum Selbstschutz dienende Reaktion des Gehirns auf eingehende Informationen. Schmerz ist eine komplexe Reaktion auf Sinnesempfindung, die von Gefahrensensoren des peripheren Nervensystems ausgelöst und im Gehirn verarbeitet und interpretiert wird.

Die Schmerzforschung hat in den letzten Jahren und Jahrzehnten viele neue Erkenntnisse gewonnen, die sich oftmals leider noch nicht im Therapie- und Trainingsalltag etabliert haben. Das führt häufig dazu, dass falsche Informationen weitergegeben werden, unkorrekte Vorstellungen über Zusammenhänge sich manifestieren und bestehende Fehlhaltungen und Dysbalancen nicht verbessert, sondern im ungünstigsten Fall sogar noch verschlimmert werden. Schmerz ist multidimensional und sollte so auch wahrgenommen und verstanden werden. Oft ist es schwierig, genau zu sagen, was die Schmerzen verursacht hat. Deshalb ist es auch so schwer, Schmerzen einzuordnen und sie zu bewältigen. Denn meistens gibt es nicht die eine Ursache, sondern es handelt sich um ein Zusammenkommen unterschiedlicher ungünstiger Faktoren.

Schmerz ist ein Signal des Körpers und kein Indikator für eine Verletzung. Schmerzen können durch Gewebeschäden, strukturelle Veränderungen oder funktionelle Dysfunktionen, beispielsweise neuromuskuläre Dysbalancen oder anhaltende wenig variierende Haltungen, hervorgerufen werden. Eine blutende Wunde kann weh tun, ein gebrochenes Bein kann weh tun, ein Bandscheibenvorfall kann weh tun. All das muss aber nicht weh tun, zumindest nicht dauerhaft. Es können auch strukturelle Schäden vorhanden sein, ohne dass Schmerzen zu spüren sind. Viele haben einen Bandscheibenvorfall, verspüren jedoch keinerlei Schmerzen.

Schmerz ist keine Sinneswahrnehmung. Sinneswahrnehmungen werden durch Sinnesrezeptoren ermöglicht, wie beim Sehen, Tasten, Schmecken, Fühlen und Hören. Es gibt jedoch keine Schmerzrezeptoren, sondern nur Gefahrensensoren (vor allem Nozizeptoren). Das ist ein wichtiger Unterschied, der oft nicht berücksichtigt wird. Genauso wie du sehen, riechen, schmecken, hören und tasten kannst, kannst du unterschiedliche Gefahren über Gefahrensensoren wahrnehmen, zum Beispiel zu starken Druck, chemische Veränderungen oder zu hohe Temperaturen auf der Haut.

Dein Körper nimmt über die Sinneszellen in den Augen, den Ohren, der Nase, der Haut und der Zunge Daten auf. Zusätzlich befinden sich in fast jedem Gewebe des menschlichen Körpers, mit Ausnahme des Gehirns, sogenannte Nozizeptoren. Das sind Sinneszellen, die eine Gefahrenmeldung im Gehirn auslösen. Wenn du dich beispielsweise beim Sport verletzt oder zu extreme Temperatur- oder Druckreize auf deinen Körper einwirken, sendet dein Körper neben der Wahrnehmung über die Druckrezeptoren auch mit Hilfe von Nozizeptoren Gefahrensignale an dein Gehirn.

Schmerz hat eine Aufgabe: Er warnt unseren Körper vor Gefahr. Er ist sozusagen unsere innere Alarmanlage und weist den Körper darauf hin, dass eine Bedrohung besteht. Meistens handelt es sich dabei nicht um einen Gewebeschaden. Das bedeutet, dass oftmals keine strukturellen Schädigungen vorhanden sind. Schmerz kann auch als Warnung wirken, wenn bereits eine Verletzung stattgefunden hat. Oftmals verhindert der auftretende Schmerz eine weitere Schädigung und so weitere Komplikationen.

Daher ist es so entscheidend, auf Schmerz individuell zu reagieren. Man kann das mit einer Alarmanlage vergleichen, die an das jeweilige Objekt angepasst werden muss, um entsprechend zu schützen. Beim Umgang mit Schmerzen ist es wichtig, die persönlichen Umstände zu betrachten und diese offen und ehrlich zu kommunizieren, sowohl sich selbst gegenüber als auch gegenüber den Behandelnden und dem sozialen Umfeld.

Welche Aufgabe hat Schmerz?

Autsch, ist das heiß!

»*Ein kleines Kind spielt in der Küche und fasst an die heiße Herdplatte. In Sekundenschnelle zieht es weinend die Hand von der Platte. Die Stelle ist zunächst rot, wird unter kaltem Wasser gekühlt und es bleibt eine kleine Brandblase. Zum Glück ist nichts Schlimmeres passiert.*

Ohne darüber nachdenken zu müssen, zieht das Kind reflexartig die Hand weg. Denn die Gefahr der Verbrennung durch die heiße Herdplatte führt automatisch zu dieser Schutzreaktion. Schmerz ist also im weitersten Sinne eine Schutzreaktion des Körpers.«

Schmerz hängt davon ab, ob unser Gehirn die Situation als bedrohlich beurteilt. Ist die Intensität des wahrgenommenen Schmerzes hoch genug, reagiert der Körper mit einer entsprechenden Verhaltensänderung und oder Anpassung des Bewegungsmusters oder unterbricht die Bewegung. Damit schützt uns unser Nervensystem automatisch vor gefährlichen Situationen. Das passiert beispielsweise, wenn man eine heiße Herdplatte anfasst und dann sofort die Hand wegzieht.

Wichtig ist die Unterscheidung zwischen akuten und chronischen Schmerzen. Denn neben der Warn- und Schutzfunktion, die Schmerzen erfüllen, können Schmerzen sich auch verselbstständigen. Mehr dazu erfährst du im Kapitel »Welche Arten von Schmerz gibt es?« (Seite 33).

Die Körper-Geist-Beziehung

Schmerz ist zudem kein rein körperliches Erlebnis, sondern das Ergebnis von vielen komplizierten Verschaltungen und Bewertungen im Gehirn. Schmerz kann auch durch Gedanken und Emotionen beeinflusst und sogar ausgelöst werden. Daher spricht man in der Schmerzforschung auch immer wieder von der Körper-Geist-Beziehung, im Fachjargon

Psychosomatik. Damit ist keineswegs eine esoterische oder spirituelle Beziehung gemeint, sondern das Zusammenwirken von physischen und psychischen Informationen, die im Gehirn verarbeitet werden.

Der Begriff Psychosomatik bezieht sich auf die psychischen Fähigkeiten und Reaktionen des Menschen bei Gesundheit und Krankheit und betrachtet dabei die Zusammenhänge zwischen körperlichen und psychischen Reaktionen und den sozialen Lebensbedingungen. Es handelt sich also um den gegenseitigen Einfluss von Körper und Geist.

Die Körper-Geist-Beziehung ist ein Schlüssel zum Umgang mit und zur Bewältigung von Schmerz. Denn Schmerz ist auch von alten Schmerzerfahrungen und deren Beurteilung abhängig. Besonders das Beurteilen der aktuellen Situation auf Grund von bisher erlebten Schmerzen ist sehr wichtig. So kann ein Karatekämpfer beispielsweise intensive Tritte auf das Schienbein deutlich besser aushalten als ein Schachspieler. Die Tritte in unterschiedlichen Intensitäten und deren Beurteilung wurden trainiert. Wenn sich ein Koch in den Finger schneidet, hat das eine andere Bedeutung als bei einem Geiger. Beim Koch wird das Gehirn eine rationale Einordnung der Schnittwunde vornehmen, vermutlich gab es schon häufiger einen Fingerschnitt. Für den Geiger wird es eine starke Bedrohung darstellen, unter anderem auch, weil das Gehirn wahrscheinlich weniger Schnittwunden aus der Vergangenheit zum Vergleich heranziehen kann. Somit ist auch das Schmerzempfinden ein anderes.

Das macht Hoffnung und bindet für viele eine Komponente in das Training ein, die bisher nicht berücksichtigt wurde. Für mich und für meine gesamte Kundschaft ist das entscheidend. Oftmals hilft schon das Wissen um die Tatsache, dass auch andere mit dem Thema Schmerz überfordert sind. Du bist nicht allein. Im Gegenteil: Viele Menschen mit Schmerzen fühlen sich überfordert und wissen nicht, wie sie mit den Schmerzen umgehen sollen. Schließlich erleben wir alle Schmerz ganz individuell. Daran zu glauben, dass du selbst aktiv etwas tun kannst, ist die Grundlage für deine individuelle Bewältigung der Schmerzen.

Die aktuelle Neurowissenschaft zeigt jedoch auch, dass psychische Leiden wie zum Beispiel Mobbing oder tiefe Trauer dieselben Verschaltungsmuster im Gehirn aktivieren wie physische Reize auf den Körper. Das bedeutet, dass Mobbing oder Liebeskummer auf der Basis der Hirnaktivierung genauso weh tun können wie ein Stich mit einem Messer.

Statische Positionen führen zu Schmerzen

Der bekannteste Schmerz und damit die häufigste Ursache für Arbeitsunfähigkeit sind Rückenschmerzen. Sie gehören damit zu den teuersten körperlichen Erkrankungen. Das liegt nicht nur an den Behandlungskosten, sondern auch an den Arbeitsausfällen, der damit verbundenen geringeren Produktivität und auch an der geringen Lebensqualität der Betroffenen. Nicht nur die Schmerzen schränken ein, sondern auch alltägliche Aufgaben und selbst das Schlafen führen zu Problemen. Home-Office, Home-Schooling und die mit Corona verbundenen Herausforderungen haben die Situation für viele in den letzten Monaten und Jahren noch verschlechtert.

Um Schmerzen vorzubeugen, gesund und aktiv zu leben, ist es notwendig, die Gründe für Schmerzen zu verstehen und das Wissen geschickt im Alltag anzuwenden. Unser meist bewegungsarmer Alltag ist sicherlich nicht förderlich für den Umgang mit Schmerzen. Auch das viele Sitzen spielt hierbei eine große Rolle. Auf der einen Seite ist es eine passive Tätigkeit, die die Körperkontrolle und Koordination des Bewegungsapparates reduziert. Auf der anderen Seite kann die statische Position dazu führen, dass Muskeln geschwächt und nur noch einseitig benutzt werden. Nicht nur die Rücken- oder Beinmuskeln sind davon betroffen, sondern auch die Augenmuskeln und der gesamte Schulter-Nacken-Bereich.

Das Sitzen ist nicht grundsätzlich schlecht, sondern das lange Verweilen in einer Position ist die Herausforderung, die es dabei zu berücksichtigen gilt. Denn ein kaum benutzter beziehungsweise wenig angespannter oder belasteter Muskel wird weniger durchblutet, was auf der Ebene der Blutversorgung und damit der Nährstoffversorgung einen deutlichen Stress darstellt. Außerdem wird ein ständig in die Länge gezogener Muskel und damit auch Nerv immer mit einer Schutzspannung reagieren. Daraus resultieren dann die Verspannungen, die über längere Zeit zu Schmerzen werden können. Der Schmerz ist das Warnsignal unseres Körpers, er soll uns über eine bedrohliche Situation und einen tatsächlichen oder potenziellen Schaden aufklären und eine Verhaltensänderung herbeiführen.

Da wir jedoch geprägt sind vom Alltag des 21. Jahrhunderts, sollten wir schauen, wie wir mit den aktuellen Gegebenheiten umgehen und unseren Körper dennoch bis ins hohe Alter gesund und leistungsfähig erhalten können.

Wie entsteht Schmerz?

Über Rezeptoren leitet unsere Körper ständig Informationen an unser Gehirn. Es bewertet diese Informationen und löst bei Bedarf Schmerzen aus.

Um besser zu verstehen, wie Schmerzen entstehen, schauen wir uns an, wie unser Nervensystem arbeitet und welche Rolle unser Gehirn bei der Schmerzentstehung spielt.

Unser Nervensystem

Das Nervensystem hat die Aufgabe, die inneren Prozesse des Körpers zu steuern und mit den äußeren Reizen aus der Umwelt zu interagieren. Je nachdem, ob man es nach Aufbau oder Funktion unterscheidet, teilt es sich wie folgt auf:

Nach Aufbau:

- zentrales Nervensystem: Gehirn und Rückenmark
- peripheres Nervensystem: Peripherie (Nerven in der Muskulatur, in Augen, Organen usw.)

Nach Funktion:

- somatisches Nervensystem: steuert bewusste, willkürliche Prozesse
- vegetatives Nervensystem: steuert autonome, unwillkürliche Prozesse

In diesem Buch spielt das vegetative Nervensystem eine große Rolle. Es ist ein autonomer Teil des Nervensystems (daher wird es auch autonomes Nervensystem genannt), der nicht unserer willkürlichen Kontrolle unterliegt. Es kontrolliert unsere sogenannten Vitalfunktionen, also Atmung, Verdauung und Stoffwech-

Unser Nervensystem

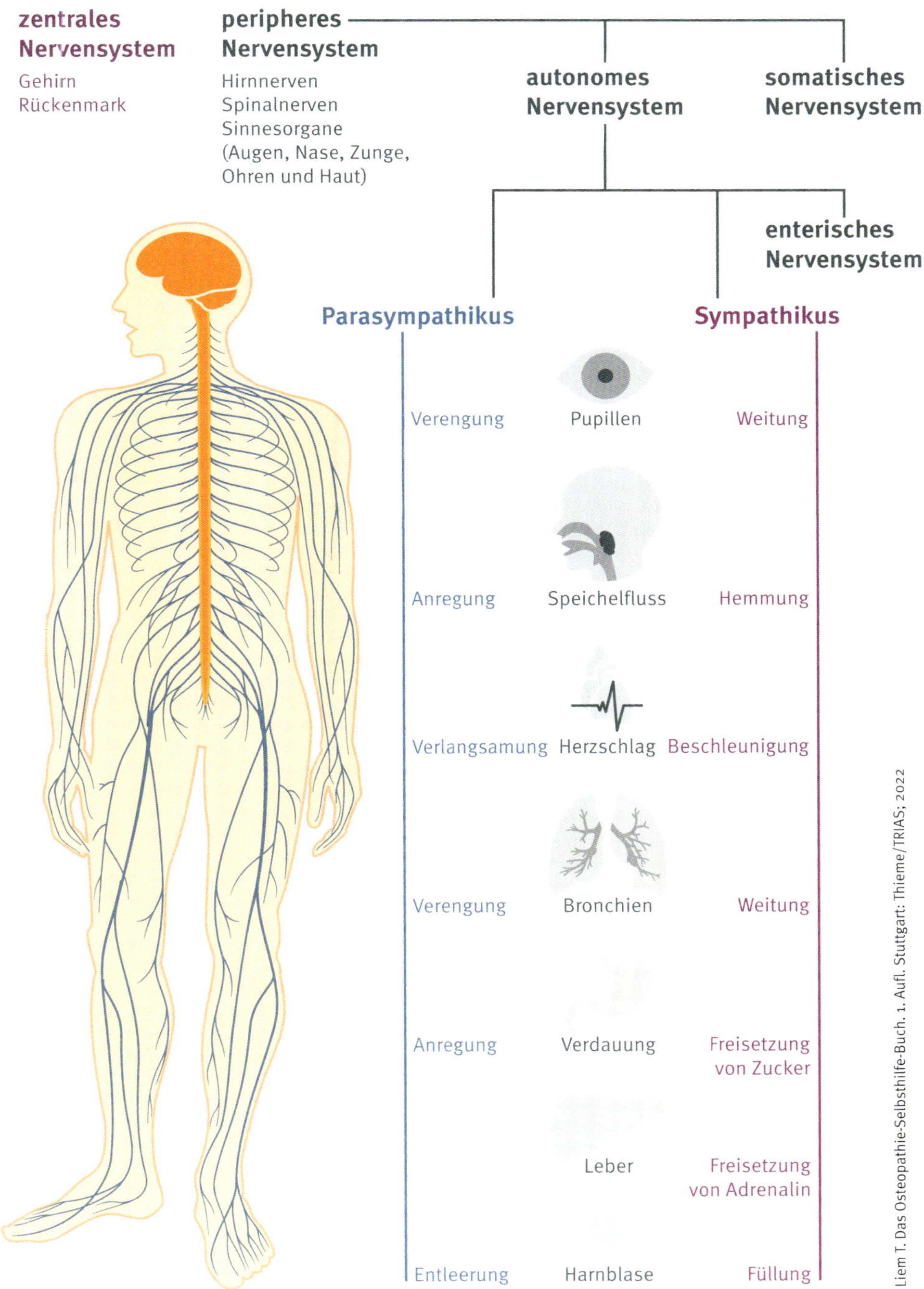

Liem T. Das Osteopathie-Selbsthilfe-Buch. 1. Aufl. Stuttgart: Thieme/TRIAS; 2022

sel. Außerdem werden unterschiedliche Organe, beispielswiese die Sexualorgane und die inneren Augenmuskeln, durch das vegetative Nervensystem gesteuert.

Es wird unterteilt in:

- sympathisches Nervensystem: Sympathikus (»Kampf- oder Flucht-Modus«)
- parasympathisches Nervensystem: Parasympathikus (Verdauungs-, Regenerations- und Erholungsmodus)

Dabei arbeiten Sympathikus und Parasympathikus überwiegend als Gegenspieler, also antagonistisch. Während der Sympathikus für die schnellen Reaktionen auf Reize aus der Umgebung zuständig ist und den Körper entsprechend in Bewegung setzt (Kampf-oder-Flucht-Modus), dämmt der Parasympathikus diese Reaktionen auf Umweltreize ein (Regenerations- und Erholungsmodus). Bei bestimmten Körperfunktionen wie der Sexualfunktion arbeiten sie jedoch nicht gegensätzlich, sondern greifen harmonisch ineinander.

Die Grundfunktionen des Körpers laufen also autonom ab, zum Beispiel Herzschlag, Atmung, Verdauung und auch Wundheilung. Dabei greift das Gehirn auf automatische Programme zu, ohne dass du bewusst etwas dafür tun musst. Das geschieht unter anderem auch bei emotionalen Reaktionen. Diese kann man oft nicht bewusst regulieren, sondern Wut, Freude oder Aggression übernehmen dann einfach das Verhalten.

Sympathikus

Der Sympathikus dient der Leistungssteigerung und sorgt in Stress- und Anspannungssituationen dafür, dass sich Herz- und Atemfrequenz sowie Blutdruck und Muskelspannung entsprechend anpassen. Umgangssprachlich wird das auch als Stressmodus oder Kampf-oder-Flucht-Modus bezeichnet. Der Sympathikus reagiert bei Belastung, egal ob gefühlte oder tatsächlich wahrgenommene, und steigert die körperliche Leistungsfähigkeit, um auf einen eventuellen Kampf oder eine Flucht vorbereitet zu sein. Er erhöht unter anderem Herzschlag, Blutdruck, Muskelspannung und -durchblutung und beeinflusst die Energiebereitstellung und den Stoffwechsel. Zusätzlich beeinflusst er auch die Funktion der Lunge und der Blase sowie der Geschlechtsorgane. Außerdem wirkt er auf die Augenmuskeln und damit die Pupillenerweiterung ein sowie auf die Drüsenfunktionen des Körpers. Das betrifft sowohl die Schweißdrüsen als auch die Ausschüttung von Adrenalin. Gleichzeitig reduziert er Vorgänge, die für diese Stresssituation nicht überlebensnotwendig sind, wie beispielsweise die Verdauung. Damit ist er der Gegenpart des Parasympathikus.

Parasympathikus

Der Parasympathikus gehört auch zum vegetativen Nervensystem und reguliert die Verdauung und den Ruhe- und Regenerationsmodus, beispielsweise Zellerneuerung und Wachstum. Dies geschieht durch die Steuerung der Organe sowie des Blutkreislaufes. Im Gegensatz zum Sympathikus wirkt er nicht aktivierend, sondern ist auf Erholung ausgelegt. Die inneren Organe werden dabei vom Vagusnerv versorgt. Vor allem der Vagusnerv, aber auch andere Nervengeflechte nehmen die Informationen aus den Organen auf und senden sie ans Gehirn, wo sie verarbeitet werden und eine entsprechende Regulation erfolgt. Der Vagusnerv innerviert unter anderem das Herz, die Bronchien und große Teile der Oberbauchorgane. Das Herz schlägt dann langsamer (die Herzfrequenz reduziert sich) und die Bronchien sondern mehr Sekret ab. Der Parasympathikus moduliert zudem den Verdauungstrakt, der mit dem enterischen Nervensystem durch ein eigenes Nervensystem gesteuert wird. Generell wird durch den Parasympathikus die Verdauung gefördert. Auch auf Leber, Gallenblase, Bauchspeicheldrüse und Harnleiter wirkt der Parasympathikus und sorgt durch die Anspannung der entsprechenden Muskulatur für verbesserte Abläufe, die die Regeneration fördern. Parasympathisch innervierte Nervengeflechte sorgen außerdem für das Zusammenziehen der Pupille, die Aktivierung der Tränendrüsen und den Speichelfluss.

Sympathikus und Parasympathikus kann man sich wie eine Wippe vorstellen: Geht eine Seite nach oben, bewegt sich die andere automatisch nach unten. Beide Seiten beeinflussen sich damit auch gegenseitig und arbeiten gewissermaßen zusammen. Ist dein Körper gestresst und stehst du unter Anspannung, ist der Sympathikus oben, der Parasympathikus unten. Dann finden kaum Auf-, Ab- und Umbauprozesse statt. Und umgekehrt genauso: Wenn du dich abends schlafen legst, geht der Parasympathikus nach oben, die Regenerationsprozesse laufen ab und der Sympathikus fährt herunter, Muskeln entspannen sich und dein Stresslevel sinkt.

Beide sind entscheidend für den Umgang mit Schmerzen. Denn bei Schmerz reagiert der Sympathikus sensibler und ist immerzu in Alarmbereitschaft. Dadurch fallen Entspannen und Regenerieren deutlich schwerer.

Nozizeption

Nozizeption ist die Wahrnehmung von Reizen, die der Körper als bedrohlich und potenziell oder tatsächlich gefährlich einstuft. Über Gefahrensensoren, sogenannte Nozizeptoren, werden diese Reize registriert und über aufsteigende Schmerzfasern an das Gehirn weitergeleitet. Die Nozizeptoren sind freie Nervenendigungen, die in allen schmerzempfindlichen Körpergeweben zu finden sind.

Jeder Nozizeptor hat dabei ein sogenanntes rezeptives Feld, aus dem er bedrohliche Reize aufnehmen kann und weiterleitet. Unterschiedliche Reize aktivieren dabei die jeweiligen Nozizeptoren, dabei spricht man von Reizmodalität. Polymodale Nozizeptoren reagieren auf Veränderungen von biochemischen, thermischen und mechanischen Informationen. Mechanonozizeptoren hingehen reagieren nur auf einen mechanischen Reiz wie Druck oder Zug, aber nicht auf Temperatur oder chemische Reize. Und es gibt stumme Nozizeptoren, die bei Entzündungen reagieren, nicht aber bei gesundem Gewebe. Erst durch die Verarbeitung im Gehirn kann daraus die Sinneswahrnehmung Schmerz entstehen.

Schmerz ist also nicht das Gleiche wie Nozizeption. Unter Nozizeption versteht man die Aufnahme potenziell schmerzhafter (noxischer) Reize und deren Verarbeitung im Nervensystem. Nozizeption ist dementsprechend ohne Schmerz möglich. Schmerz ist aber nicht ohne Nozizeption möglich.

Bewusstsein

Bewusstsein bezieht sich in diesem Buch auf die Wahrnehmung und das Erleben mentaler Zustände. Gerade der Zusammenhang zwischen Bewusstsein und Gehirn steht im Fokus der aktuellen neurowissenschaftlichen Forschung. Dabei geht es vorwiegend darum, herauszufinden, welche Gehirnareale und Netzwerke bei unterschiedlichen mentalen Zuständen aktiviert werden.

Unterbewusstsein

Das Unterbewusstsein umfasst hingegen die Bereiche der Psyche, die wir nicht bewusst wahrnehmen, die also unterhalb der Bewusstseinsschwelle bleiben. Hier erfolgt keine rationale Kontrolle.

Im Gehirn laufen unzählige Prozesse im Unterbewusstsein ab. Um effektiv und effizient zu arbeiten, versucht das Gehirn, möglichst viele Abläufe zu automatisieren. Das spart Energie und beschleunigt die Verarbeitung. Fast alle Bewegungen und Koordinationen und selbst das Sprechen erfolgen unbewusst. Abhängig von deinen bisherigen Erfahrungen trifft dein Gehirn zahlreiche Entscheidungen, deren du dir gar nicht bewusst bist. Nur wenn dein Gehirn etwas für wichtig oder unbekannt erachtet, weil es nicht auf vergangene Erfahrungen zurückgreifen kann, wird es in das Bewusstsein übergeführt. Das passiert zum Beispiel, wenn du neue Bewegungen lernst, ein schwieriges Problem löst oder langfristige Pläne schmiedest.

Daher sind neue und unbekannte Reize entscheidend für den Umgang mit Schmerzen. Denn wenn du etwas Neues lernst oder tust, geht diese Tätigkeit vom Unterbewusstsein ins Bewusstsein über und erhält damit eine neue Bedeutung.

Welche Rolle hat das Gehirn?

Verspannungen – ein Warnsignal

»*Eine Frau sitzt den ganzen Tag im Büro. Sie tippt Mails am Rechner, beantwortet Kundenanfragen, telefoniert mit Geschäftspartnern, legt Dokumente an und bearbeitet diese. Immer wieder hat sie Verspannungen im Schulter-Nacken-Bereich. Das ignoriert sie so lange, bis der Bereich abends anfängt zu brennen. Nach einem heißen Bad geht es dann meist wieder. So zieht sie einen Monat nach dem anderen durch. Irgendwann ist es kein Brennen mehr, sondern es tut weh – bei gefühlt jeder Bewegung und Körperhaltung, auch abends, wenn sie auf dem Sofa liegt oder wenn sie versucht, einzuschlafen. Sie hat die Warnsignale des Körpers so lange ignoriert, bis der Körper mit Schmerz reagiert.*«

Reizweiterleitung ans Gehirn

In Körpergeweben befinden sich Rezeptoren, die kontinuierlich Informationen aufnehmen, messen und miteinander vergleichen, beispielsweise Spannungen im Gewebe, Temperatur- oder Druckinformationen. So erkennen sie zum Beispiel hohe Muskelspannung, eine einseitige Belastung oder ausbleibende Bewegung. Empfängt der Körper über freie Nervenendigungen in einem Körperteil bedrohliche Reize, leitet er diese weiter, zum Beispiel, wenn du mit einem spitzen Gegenstand auf deinen Finger stichst. Die Rezeptoren und besonders die freien Nervenendigungen, die diese Informationen aufnehmen, reagieren auf chemische, thermische, mechanische und noxische Reize.

Ein noxischer Reiz ist ein tatsächlich oder potenziell bedrohlicher Reiz. Hält die bedrohliche Reizung über längere Zeit an, führt das über komplexe biochemische Reaktionen im umliegenden Gewebe zur Sensibilisierung der Rezeptoren. Das geschieht zum Beispiel bei einer Entzündungsreaktion. Durch die Sensibilisierung reagieren sämtliche Rezeptoren, besonders die Nozizeptoren, empfindlicher als im Normalzustand. Das führt zu gesteigerter Schmerzwahrnehmung.[3]

Erst wenn ein kritischer Schwellenwert bei den Rezeptoren erreicht wird und eine potenzielle Schädigung möglich ist, kommt es zur Aktivierung des Gefahrensensors und das Signal wird an das Rückenmark weitergeleitet. Hier werden Botenstoffe an der Synapse ausgeschüttet, die wiederum gefahrenmeldende Neuronen im Rückenmark aktivieren. Nur wenn auch hier ein kritischer Wert überschritten wird, wird die Gefahrenbotschaft an das Gehirn weitergeleitet. Im Gehirn werden die eingehenden Daten analysiert, verarbeitet und interpretiert: Woher kommt der Reiz? Wie bedrohlich ist er? Wie lange dauert der Reiz an? Ein kurzer Druck wird so beispielsweise zwar als unangenehm wahrgenommen, aber nicht als schmerzhaft. Stichst du dir aber mehrere Sekunden lang in den Finger, verändert sich über die Länge des Reizes die Bedrohungslage.

Reizverarbeitung im Gehirn

Alle Reize werden vom Gehirn auf der Basis vorhandener Informationen und Erfahrungen bewertet. Bei dieser Datenverarbeitung spielen der primäre somatosensorische Kortex (Seite 44), der primäre motorische Kortex (Seite 44) und die Insula (Inselrinde, Seite 43) eine entscheidende Rolle. Der somatosensorische Kortex und der primäre motorische Kortex enthalten Abbildungen aller Körperteile, du kannst sie dir wie Landkarten vorstellen. Die Insula verarbeitet vor allem die eingehenden Informationen aus dem Körperinneren, den Organen. Aktuell geht man davon aus, dass im vorderen Bereich der Insula Emotionen sowie Geruch und das Körperempfinden der Eingeweide verarbeitet werden. Der mittlere und hintere Bereich ist für die Verarbeitung von sensomotorischen Informationen sowie für die Schmerzverarbeitung und Kognition verantwortlich. Sensorik wird vor Motorik verarbeitet, denn nur wenn man die Körperteile spürt, kann man sie auch bewegen. Deshalb ist die Verbindung beider Landkarten wichtig.

Die Bereiche arbeiten dabei integrativ und stehen in der aktuellen Forschung im Vordergrund. Dabei bestehen enge Wechselwirkungen zwischen Schmerzwahrnehmung und Psyche. Je nachdem, wie die Daten verarbeitet und interpretiert werden, erfolgt eine emotionale Reaktion und eine physiologische Veränderung, zum Beispiel im Hormonsystem oder vegetativen Nervensystem. Dabei findet die emotionale Verarbeitung des Reizes vorwiegend im präfrontalen Kortex (Seite 44), im vorderen cingulären Kortex (Seite 44) und im vorderen Bereich der Insula statt.

Entsprechend änderst du dein Verhalten: Im motorischen Kortex wird eine, wie der Name vermuten lässt, motorische Reaktion ausgeführt. In unserem Beispiel würdest du deinen Finger vermutlich wegziehen und damit dem Reiz ausweichen. Hier greifen auch Erfahrungen und Emotionen in die Verarbeitung mit ein: Wie lange hält dieser Zustand schon an? Wie gut ist die Versorgung der Struktur? Wie beweglich ist der Bereich und wie wichtig zum Überleben? Welche Konsequenzen hätte ein Schaden für die Zukunft? Trifft das Gehirn die Entscheidung, dass Gefahr besteht, wird ein Signal gesendet, das Schmerz auslöst.

Schmerz – das Ergebnis der Auswertung im Gehirn

Es gibt nicht wie früher vermutet ein Schmerzzentrum im Gehirn. Vielmehr kann man sich ein verwobenes Spinnennetz vorstellen, bei dem eine Veränderung an einer Stelle das gesamte Netz verändert. Sollte eine Information als bedrohlich eingestuft werden, gelangt sie in das Bewusstsein und wird der entsprechenden Körperregion in der sensorischen Hirnrinde zugeordnet. Hier befinden sich Abbildungen aller Körperteile, die du dir wie Landkarten vorstellen kannst. Werden die entsprechenden Bereiche im Gehirn aktiviert, spürst du den Schmerz dann im dazugehörigen Körperteil. Damit ist Schmerz das Ergebnis der Informationsverarbeitung im Gehirn. Ob ein Signal zur Schmerzauslösung gesendet wird, entscheidet also das Gehirn.

Auf dem Weg des Signals von der betroffenen Stelle ins Gehirn und wieder zurück finden viele komplexe Prozesse statt. Stell dir vor, du hast eine Schürfwunde. Deine Haut und das obere Gewebe sind verletzt. Durch den Verletzungsreiz werden einerseits über das Blut Botenstoffe ausgeschüttet, die über biochemische Reaktionen die verletzte Stelle empfindlicher machen. Gleichzeitig melden Gefahrensensoren über das Nervensystem die Verletzung an das Gehirn. Im Gehirn werden die eintreffenden Informationen weitergeleitet und bewusst bewertet.

Das kannst du dir vorstellen wie das Versenden eines Paketes. Vom Absender geht es über das Postamt und über abholende Postboten und Zulieferer in die Postzentrale und von dort über unterschiedliche Zustellposten, bis es über den zustellenden Postboten beim Empfänger ankommt. Genauso werden die Gefahrensignale über das Rückenmark und Stammhirn von Nervenzelle zu Nervenzelle weitergeleitet. Ebenso wie die Postzentrale, die die Lieferung zentral überprüft und notfalls die Adresse ermittelt, kann auch das Gehirn in die Signalübertragung eingreifen. Das Gehirn entscheidet, ob es die Signale weiterleitet oder nicht und ob am Ende Schmerz ausgelöst wird. Der Schmerz ist also nicht immer davon abhängig, ob und wie schwer das Gewebe verletzt ist. Auch wenn es im ersten Moment weh tun mag und die Stelle verletzt bleibt, tut es meistens nach ein paar Sekunden oder Minuten schon weniger oder gar nicht mehr weh.

Genau hier besteht bei chronischen Schmerzpatienten eine Herausforderung: Die Kette aus Reiz – Emotion – Verhalten kann durch falsche oder zumindest nicht förderliche Erfahrung und Wahrnehmung mit emotionalen Belastungen und dysfunktionalen Verhaltens- und

Bewegungsmustern verbunden sein: beispielsweise, wenn dir gesagt wurde, dass du dich auf keinen Fall bewegen sollst, um die Schmerzen nicht noch schlimmer zu machen. Das speichert dein Gehirn als Bedrohung ab und hindert dich und viele andere Betroffene daran, wieder in Bewegung zu kommen. Eine anfangs sinnvolle, weil schützende Schonhaltung behältst du dann auch nach dem Heilungsprozess noch bei. Oft aus Unsicherheit schöpfst du den normalen Bewegungsumfang nicht aus. Oder: Wenn du auf Grund einer Verletzung oder von Schmerzen immer wieder Einladungen abgesagt hast, wirst du irgendwann nicht mehr eingeladen und hast dadurch weniger soziale Kontakte, was wiederum zu weniger Ablenkung und Aktivität führen kann. Hierbei spielen das limbische System und der Stresslevel eine entscheidende Rolle.

Limbisches System

Das limbische System besteht aus unterschiedlichen Hirnarealen, die in einer Funktionseinheit zusammenwirken. Hier werden Emotionen verarbeitet und das Triebverhalten gesteuert. Außerdem werden sensorische Reize verarbeitet, zum Beispiel Geruch und Schmerz. Es ist zudem an vegetativen Prozessen beteiligt, reguliert unter anderem die Nahrungsaufnahme, Verdauung und Fortpflanzung.

Idealerweise ist der Körper in einem ausgeglichenen Zustand, in dem alle Regelsysteme wie zum Beispiel der Kreislauf, die Temperatur, der pH-Wert und der Wasserhaushalt gut funktionieren. Der Körper reagiert dabei auf die Reize aus der Umwelt und passt die Leistungsfähigkeit entsprechend an. Diese Regulation geschieht über Hormone sowie Reflexe und Instinkte.

Stressreaktionen führen dazu, dass wir Situationen meiden, in denen wir uns verletzen könnten. Gekoppelt mit den Erfahrungen, die wir über Jahre und Jahrzehnte sammeln, schützt uns unser Gehirn also schon im Voraus. Das führt bei vielen Betroffenen dazu, dass sie sich immer weniger zutrauen und den Körper immer weniger belasten. Dadurch erhält er weniger Informationen und der Teufelskreislauf beginnt.

Das Gehirn kann Schmerzen »lernen«

Schmerz ist also zu 100 Prozent eine Antwort des Gehirns. Dies bedeutet nicht, dass periphere Rezeptoren und Gewebe unbeteiligt sind, aber es bedeutet, dass diese Gewebe nur Gefahrensignale an das Gehirn senden. Denn Schmerzen können durch Wiederholung ein festes Muster aufbauen und zu einem Schmerzgedächtnis führen. Genauso wie das Gehirn beispielsweise das Muster »Laufen« durch Wiederholung lernt, kann es auch das Muster »Schmerz« lernen.

Dabei kommt es zur Veränderung der beteiligten Gehirnbereiche. Hierbei spricht man oftmals von einer Sensibilisierung des Schmerzes. Bereits niedrigschwellige, nicht bedrohliche Reize werden dann schon als Bedrohung und unangenehm wahrgenommen. Forscher haben herausgefunden, dass der vordere cinguläre Kortex (Seite 44), der für die emotionale Verarbeitung von Schmerzen verantwortlich ist, gerade bei chronischen Schmerzpatienten oft deutlich verkleinert ist.[4] Das führt zu Veränderungen der Schmerzwahrnehmung, sodass beispielsweise weniger körpereigene Opiate ausgeschüttet werden. Hier setzen aktuell multimodale Therapien in der Schmerzmedizin an. In enger Absprache arbeiten Medizin, Psychologie, Psychiatrie, Physio- und Ergotherapie zusammen. Denn das Gehirn ist neuroplastisch – kann sich also durch Neues und Unbekanntes immer wieder neu organisieren und neue Verknüpfungen aufbauen. Genau da setzt das Neurozentrierte Training an.

Welche Arten von Schmerz gibt es?

Unterschiedliche Nozizeptoren sorgen in unterschiedlichen Körperteilen und Strukturen für unterschiedliche Schmerzarten. Man unterscheidet dabei somatische, neuropathische und viszerale Schmerzen.

Bei den somatischen Schmerzen kann man den Oberflächenschmerz und den Tiefenschmerz unterscheiden. Die Nozizeptoren in den oberflächlichen Hautschichten hängen meist direkt mit einem Gewebeschaden in dem entsprechenden Bereich zusammen. Daher ist hier die Lokalisierung der Schmerzen sehr eindeutig. Beim Tiefenschmerz können sich die Nozizeptoren in den Muskeln oder in der Knochenhaut befinden, daher spricht man auch von Muskelschmerzen oder Knochenschmerzen. Bei beiden Arten ist der Schmerz deutlich schwerer genau zu lokalisieren. Grund hierfür sind sowohl die unterschiedlichen Fasern, die den Schmerz weiterleiten, als auch die Größe der Gebiete, in denen die Rezeptoren die Gefahren aufnehmen können. Sie können sich von Rezeptor zu Rezeptor unterscheiden.

Bei neuropathischen Schmerzen ist die Schädigung eines Nervs die Ursache.

Bei viszeralen Schmerzen befinden sich die Nozizeptoren in den inneren Organen. Oftmals sind hier die Reizungen der Nozizeptoren in der glatten Muskulatur der Organe dafür verantwortlich, die gedehnt werden, sodass der nozizeptive Reiz weitergeleitet wird.

Chronische Schmerzen

Wenn eine akute Verletzung einen Schmerz auslöst, spricht man von akuten Schmerzen. Wenn diese Verletzung abheilt, lassen auch die Schmerzen nach. Wenn Schmerzen jedoch über längere Zeit andauern, sprechen wir von chronischen Schmerzen. Je nach Definition geht es um drei bis zwölf Monate. Dabei spielen immer neurobiologische, psychologische und soziale Faktoren eine Rolle, die man berücksichtigen muss.

Chronische Schmerzen können durch chronische Erkrankungen ausgelöst werden, die zu andauernden Gewebeschäden führen, zum Beispiel bei einer chronischen Magenschleimhautentzündung. Dabei ist eine ständige Entzündung der Magenschleimhaut die Ursache für die Beschwerden.

Anders ist die Situation, wenn kein Gewebeschaden (mehr) vorliegt, sondern sich die Nozizeptoren oder Nerven verändert haben. Denn akute Schmerzen mit Gewebeschädigung können unter Umständen auch zu chronischen Schmerzen werden. Andauernde Schmerzen lassen das Alarmsystem des Körpers empfindlicher werden. Gefahrmeldende Neuronen werden leichter erregt. Das Gehirn erhöht die Ausschüttung erregender Botenstoffe (sogenannter Neurotransmitter) an den jeweiligen Synapsen und damit werden die körperlichen Reaktionen immer intensiver und entsprechend auch die Schmerzwahrnehmung. Die Sensibilität wird auch durch die Einbeziehung von Gedanken und Einstellungen in Bezug auf die Schmerzen gesteigert. Das kann zur Schmerzmanifestierung führen. Das Gehirn kann dann auf vorhandene Schmerzmuster innerhalb der Neuromatrix zurückgreifen. So kann ein Schmerz ausgelöst werden, obwohl gar kein Gewebeschaden (mehr) vorhanden ist. Das ist in etwa so, als ob du die ganze Zeit durch eine Lupe schaust. Du nimmst dann die Umgebung und den Körper nur noch durch die Lupe wahr und es dreht sich alles um den Schmerz. Dadurch verändert sich die Wahrnehmung, weil sich die Aufmerksamkeit und Bedeutung verschiebt. Du zoomst die ganze Zeit auf den Schmerz und nimmst dadurch andere Informationen weniger deutlich wahr.

Daher ist es so entscheidend, gerade bei chronischen Schmerzen auf die unterschiedlichen Einflussfaktoren zu achten. Wenn du dich nicht mehr nur auf deine Schmerzen konzentrierst, sondern versuchst, dir ein Gesamtbild zu machen, dabei neue Informationen berücksichtigst sowie neue Bewegungen und Informationen zulässt, verändert sich die Verarbeitung im Gehirn. Statt des vergrößerten Bildausschnittes kann dann wieder das gesamte Bild betrachtet werden. Das verschiebt den Fokus vom Schmerz auf die Gesamtsituation und lässt neue Bewertungen im Gehirn zu.

Angst kann zu Unbeweglichkeit und damit zu Schmerzen führen

» *Seit Wochen habe ich mich daran gewöhnt, dass mein Rücken wehtut. So oft habe ich gelesen, dass ich beim Heben meinen Rücken gerade lassen muss, nur nicht aus dem Rücken heben, die Kraft immer aus den Beinen nehmen.*

Allein die Vorstellung, meinen Rücken zu beugen, löst absolutes Unbehagen aus. Die Angst vor der Bewegung führt zu einem Vermeidungsverhalten. Ich habe mich daran gewöhnt, meine Schuhe anders anzuziehen und die Spülmaschine mit geradem Rücken auszuräumen. Sogar das Anziehen der Jacke habe ich in eine stocksteife Bewegung umgewandelt.

Das Ergebnis: Mein gesamter Rumpf hat über Wochen kaum eine natürliche Bewegung gespürt. Wie ein Stock bin ich vom Stuhl aufgestanden und habe mich durch die Wohnung bewegt. Und genau so bin ich spazieren gegangen. Meine Rezeptoren, meine peripheren Nerven, meine Muskeln, Sehnen, Bänder, Gelenke, mein Gehirn, mein ganzer Körper haben immer weniger Informationen bekommen.

Für mich war es ein Aha-Moment, als mich eine Therapeutin fragte, warum ich mich immer noch so seltsam bewege. Meine Antwort: »Ich habe Angst, dass mein Rücken zerbricht.« Auch wenn ich es besser wusste, war die Angst real. Daraufhin haben wir eine Stunde lang geübt, wie ich mich bücken und dabei meinen Rücken beugen kann. Millimeter für Millimeter haben wir uns herangetastet, meinem Körper die Zeit gegeben, die er brauchte. Dadurch haben wir mir die Angst genommen, dass die Bewegung bedrohlich sein könnte.

Bin ich mit den Händen auf den Boden gekommen? Nein. Brauche ich das im Alltag? Nein. Aber ich habe wieder Zuversicht geschöpft, dass mein Körper robust und stabil ist und dass Bewegung mir guttut. Langsam. In meinem Tempo. Entsprechend meiner individuellen Situation.

Als Hausaufgabe habe ich tagelang die Spülmaschine ein- und ausgeräumt, Teller für Teller, Gabel für Gabel. Ich habe mir immer wieder die Schuhe an- und ausgezogen, um in Alltagssituationen neue Bewegungsmuster einzubauen und meinem Körper wieder zu vertrauen. Nach ein paar Wochen fiel es mir gar nicht mehr auf, dass ich mich wieder uneingeschränkt bewegen konnte.

Wie arbeiten Gehirn und Körper zusammen?

Im Gehirn kommen unterschiedlichste Informationen an, werden bewertet und an die Körperteile zurückgemeldet. Erkennt das Gehirn Gefahr, sendet es Schmerzen.

Schmerz zu verändern, ist ein ambitioniertes Ziel. Du kannst es dir vorstellen wie Bergsteigen: Du stehst nicht von jetzt auf gleich auf dem Gipfel, der Weg ist entscheidend. So ist es auch bei der Veränderung des Schmerzes. Dein Körper braucht dafür jeden Tag immer wieder neue Impulse und Wiederholungen. Es sind die kleinen Dinge und Schritte: physische, mentale, ernährungsbezogene und soziale Aspekte, die du täglich verändern kannst. Diese vermeintlich simplen und gesundheitsbezogenen Verhaltensweisen sind es am Ende, die die Veränderung bewirken, sowohl beim Schmerz als auch beim Bergsteigen. Sei dir dessen bewusst, dass du dich auf einen Weg begibst, der kein Sprint sein wird.

Bei der Entstehung von Schmerzen agieren Körper und Gehirn unentwegt gemeinsam. Daher ist es wichtig, die Aufgaben des Nervensystems zu kennen.

Aufgaben des Nervensystems:

- Empfang sensorischer Informationen (aufsteigend): Input
- Entscheidung, was der Input bedeutet und was getan werden muss: Integration
- Erzeugung eines motorischen Outputs (absteigend)

Input: Empfang sensorischer Informationen

Unser Gehirn nimmt Reize der Sinnesorgane wahr (Sensorik).

Schmerz – ein Gefahrensignal

» Ein kleines Kind fällt beim Spielen auf das Knie und schürft sich dabei die ganze Haut auf. Es liegt am Boden, bis der Vater ihm aufhilft und fragt: »Hast du dir weh getan?« Erst jetzt fängt das Kind an, darüber nachzudenken, sieht das blutige Knie und fängt an zu weinen. Der Vater will das Kind trösten, pustet auf die Wunde, lenkt das Kind ab, schenkt ihm Aufmerksamkeit und fragt, ob es besser wird. Und tatsächlich tut es dem Kind schon weniger weh, obwohl die Wunde natürlich bleibt. Als der Vater zum Trost noch ein Eis kauft, bemerkt das Kleine das aufgeschürfte Knie schon gar nicht mehr. Es ist mit so vielen neuen Reizen abgelenkt, dass die Aufmerksamkeit schon lange nicht mehr beim Knie ist. Der Heilungsprozess des Körpers hat längst begonnen, der Schmerz ist nicht mehr notwendig, weil die Gefahr des Sturzes vorüber ist. «

Dazu gehören:

- Sehen
- Hören, Gleichgewicht
- Schmecken
- Riechen
- Fühlen, Tastsinn

Sensible Sinnesorgane wie der Tastsinn haben unterschiedliche Sensoren, die weiter unterteilt werden können.

Sensoren des Tastsinns:

- Druck
- Berührung
- Vibration
- Temperatur

Sensorisch einwirkende Signale werden meist über die Haut, die Organe oder das Muskel-Skelett-System aufgenommen.

Integration: Entscheidung, was der Input bedeutet

Kommen sensorische Informationen im Gehirn an, entscheidet es, was sie bedeuten und was getan werden muss (Interpretation und Entscheidung).

Zur Integration gehören die Funktionen, die unser Denken, Verstehen und Wissen betreffen, die sogenannte Kognition.

Dazu gehören:

- Aufmerksamkeit
- Erinnerung
- Lernen
- Kreativität
- Planen
- Orientierung
- Vorstellungskraft
- Wille

Kognitiv assoziierte Gehirnbereiche, die diese Informationen verarbeiten, wirken sich auf die Bedeutung von Schmerzen und damit verbundene Ängste und Erwartungen aus.

Erzeugung eines motorischen Outputs

Der Begriff »motorisch« bezieht sich auf den Bewegungsablauf. In Bezug auf die Nerven steht er für das Steuern der Bewegungen. Oftmals werden »motorisch« und »Motorik« auch im weiteren Kontext der Bewegung verwendet, zum Beispiel für Muskeln und Knochen und deren nervale Ansteuerung. Anhand des Nervensystems lässt sich die motorische Qualität unterscheiden.

Motorische Qualität:

- Steuerung der willkürlichen (willentlichen) Bewegung: Sensomotorik
- Steuerung der unwillkürlichen (nicht willentlichen) Bewegung: Viszeromotorik

Ein Beispiel für die Sensomotorik, also das bewusste Ausführen von Bewegung, ist das Austrecken des Armes. Ein Beispiel für Viszeromotorik, also unwillkürliche Bewegung, ist die Darmtätigkeit, die

Aufgaben des Nervensystems

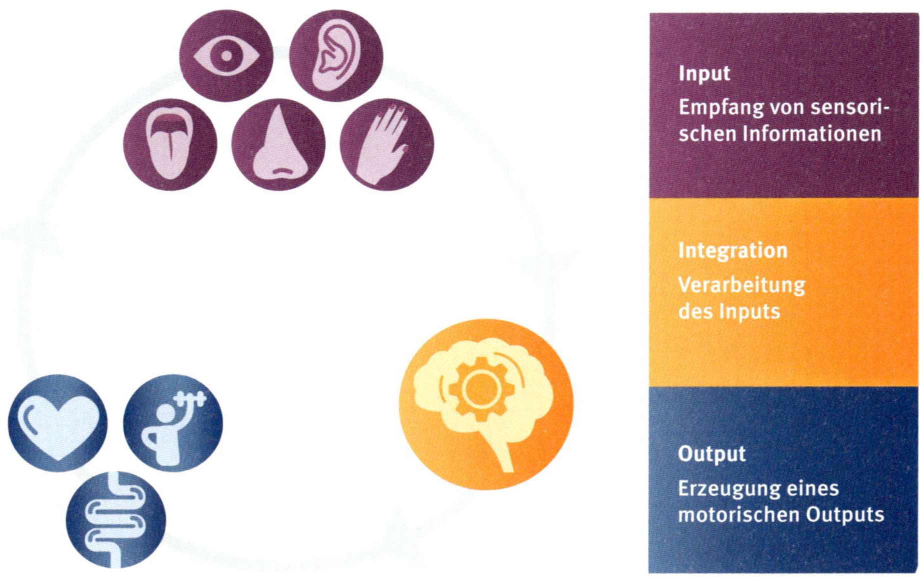

nicht willentlich beeinflusst werden kann.

Außerdem gehört die Affektion oder affektives Verhalten dazu. Es basiert vorwiegend auf kurzen, impulsartigen Gefühlen und nicht auf kognitiven Prozessen. Es handelt sich also um gefühlsbetonte Handlungen und Reaktionen, die auf einen Zustand der Erregung zurückzuführen sind.

Beispiele für Affektionen:

- Freude
- Wut
- Zorn
- Neugierde

Woher bezieht der Körper seine Informationen?

Die Schleife aus Input – Integration – Output läuft ununterbrochen ab. Eingehende Informationen werden verarbeitet und bewertet und entsprechend reagiert der Körper. Der Körper nimmt dabei aus drei unterschiedlichen Bereichen Informationen auf: über die Exterozeption, die Interozeption und die Propriozeption.

Über die Exterozeption wird die externe Umwelt überwacht: Wir sehen, riechen, hören, schmecken und fühlen. Die Interozeption bezeichnet das Bewusstsein für körperliche Empfindungen und Gefühle, beispielsweise Herzfrequenz, Atmung, viszerale Organe, Thermoregulation und das Gefühl der Eigenverantwortung. Die Propriozeption ist das Bewusstsein für die Position von Gliedmaßen und Körper im Raum. Sie werden über unterschiedliche Rezeptoren, beispielsweise Mechanorezeptoren, Chemorezeptoren oder Nozizeptoren aufgenommen.

Was passiert im Gehirn?

Die eingehenden Informationen werden im Gehirn in unterschiedlichen Bereichen miteinander verbunden und interpretiert. Dazu werden die eingehenden Informationen von Netzwerken

Woher kommen die Informationen?

Der Körper nimmt Informationen aus unterschiedlichen Bereichen auf:

- Interozeption: innere Körperwahrnehmung (viszerale Organe, Temperatur, Herzschlag usw.)
- Exterozeption: äußere Umwelt (Sinnesreize, Sehen, Hören, Spüren, Fühlen, Riechen, Schmecken)
- Propriozeption: Körperwahrnehmung (Position des Körpers und der Gliedmaßen im Raum)

aus Nervenzellen bearbeitet. Die Nervenzellen sind über Synapsen miteinander verbunden und können miteinander kommunizieren. Diese Kommunikation kann chemisch oder elektrisch erfolgen.

Die chemische Übertragung geschieht durch Neurotransmitter. Die wohl bekanntesten dieser Botenstoffe sind Serotonin und Dopamin, die man auch als Glückshormone kennt. Ein weiterer Botenstoff ist Glutamat, er sorgt für die Erregung der Synapsen, wohingegen GABA und Glycin die Synapsen und damit die Weiterleitung hemmen.

Eine Störung des chemischen Gleichgewichts kann die Informationsweiterleitung an den Synapsen beeinflussen. Das ist einer der Gründe, warum auch die Ernährung einen Einfluss auf die Schmerzwahrnehmung haben kann, ebenso wie die Atmung.

Manche Informationen werden als unwichtig wahrgenommen, andere wiederum als wichtig oder sogar bedrohlich interpretiert. Dabei ist es entscheidend, wie die Informationen individuell verarbeitetet und interpretiert werden. Die Reaktionen können sehr unterschiedlich ausfallen. Was für den einen angenehm oder aufregend ist, ist für die andere unangenehm oder bedrohlich. Daraufhin sendet das Gehirn eine Reaktion, die zu einem motorischen Output führt: Schutzspannung, reflexartigem Wegziehen der Hand usw.

Welche Bewegungsarten gibt es?

Betrachten wir die Bewegungen des Menschen, basieren diese vereinfacht gesagt auf den drei bewegungssteuernden Systemen:

- visuelles System: Sehen
- vestibuläres System: Gleichgewicht
- Propriozeption: Bewegung und Körperwahrnehmung

Kann das Nervensystem klare Informationen aufnehmen und verarbeiten, fühlt es sich sicher und nicht bedroht. Dann hast du einen gesunden und leistungsfähigen Körper.

Der Neurowissenschaftler Lorimer Moseley hat in diesem Zusammenhang von der Rekonzeptualisierung von Schmerz gesprochen.[5] Der Schmerzforscher betrachtet das Thema aus einer ganzheitlichen Perspektive und berücksichtigt verschiedene Punkte. Alles, was dein Körper bisher schon erlebt hat, spielt dabei eine Rolle.

Was beeinflusst den Schmerz?

- sensorischer Input vom Körper
- vorherige Erfahrungen
- kulturelle Faktoren
- soziales und Arbeitsumfeld
- Erwartungen der Konsequenzen (von Gefahr und Schmerzen)
- Glaube, Wissen und Logik

Eigene Ängste und Erwartungen spielen ebenso eine Rolle wie die Erwartungshaltung des Umfelds. Wie setzt sich das soziale Umfeld zusammen und welche Rollen hat man in diesem Zusammenhang zu erfüllen? Ein Fußballer, der sich die Hand verletzt, wird darauf anders reagieren als ein Pianist. Eine alleinerziehende Mutter wird mit akuten Schmerzen anders umgehen als eine alleinstehende Managerin. Beeinflusst der Schmerz die finanzielle Situation durch Arbeitsunfähigkeit? Können alltägliche Verpflichtungen noch uneingeschränkt ausgeführt werden? Kann man das eigene Kind noch umsorgen, Angehörige pflegen, den Job ausüben, den Hobbys nachgehen? All das beeinflusst die Bewertung, ob überhaupt und wenn wie intensiv Schmerzen wahrgenommen werden. Es spielt eine entscheidende Rolle bei der Beantwortung der Frage: »Wie gefährlich ist die Situation wirklich für mich?« Es gibt mittlerweile sogar wissenschaftliche Belege dafür, dass Menschen aus wirtschaftlich und sozial benachteiligten Verhältnissen bei gleicher Gewebeschädigung mehr Schmerzen empfinden.[6] Auf diese Frage kann der Körper mit unterschiedlichen Wirkmechanismen (Output) reagieren.

Möglicher Output:

- Bewegung
- Schutzreflex
- Immunreaktion
- Hormonreaktion
- Schmerz

Wo wird Schmerz verarbeitet?

Reagiert der Körper mit Schmerz, wird dabei ein Netzwerk aus verschiedenen Bereichen im Gehirn aktiv. Während man früher davon ausging, dass es ein Schmerzareal im Gehirn gibt, wissen wir mittlerweile, dass an dem komplexen Zusammenwirken und der Kommunikation bei der Schmerzverarbeitung mindestens zwölf unterschiedliche Hirnbereiche beteiligt sind.[7]

Rückenmark

Das Rückenmark ist die Verbindung zwischen Körper und Gehirn. Sowohl sensorische als auch motorische Information werden über das Rückenmark weitergeleitet. Es ist damit Teil des zentralen Nervensystems. Da es äußerst empfindlich ist, liegt es in der Wirbelsäule und wird von dieser geschützt. Ein Querschnitt des Rückenmarks zeigt eine Schmetterlingsform, die vielen vielleicht noch aus dem Biologieunterricht bekannt ist. Hieran erkennt man bereits die Struktur, die nicht wie im Gehirn verschlungen ist, sondern geordnet der Länge nach verläuft.

Der Rückenmarksstrang besteht aus grauer und weißer Substanz. Die schmetterlingsartige Form ist die graue Substanz. Sie besteht aus Zellkörpern von Neuronen. Die weiße Substanz umgibt die graue. Sie ist weiß, weil sie aus

Axonen besteht, die von fetthaltigen Myelinscheiden umhüllt werden.

Die graue Substanz verläuft spitz in die Hinterhörner, in denen sich sensorische Neuronen befinden. Diese nehmen Reize von Nervenzellen aus der Peripherie auf. Das geschieht über aufsteigende Bahnen, sogenannte Afferenzen, die über den jeweiligen Spinalnerv an die Hinterwurzel weitergeleitet werden. Die Zellkörper dieser Hinterwurzel liegen nicht im Rückenmark, sondern in den Spinalganglien. Deren Axone ziehen zum Teil in die weiße Substanz und von dort direkt ins Gehirn. Andere Axone ziehen in die graue Substanz und verschalten sich mit Nervenzellen aus dem Hinterhorn. Dort können die Informationen entweder direkt verarbeitet oder weiter an das Gehirn geleitet werden.

Was kompliziert klingt, ist nichts anderes als ein Geflecht aus unterschiedlichen Abzweigungen und Schaltkreisen. Die jeweiligen aufsteigenden Bahnen können dadurch verschiedene Empfindungen an das Gehirn leiten. Das ist nichts anderes als Arbeitsteilung auf verschiedenen Ebenen. Je nach Bedeutung und Bedrohung werden Informationen so in der Hierarchie schon direkt auf Rückenmarksebene

Aufbau des Rückenmarks

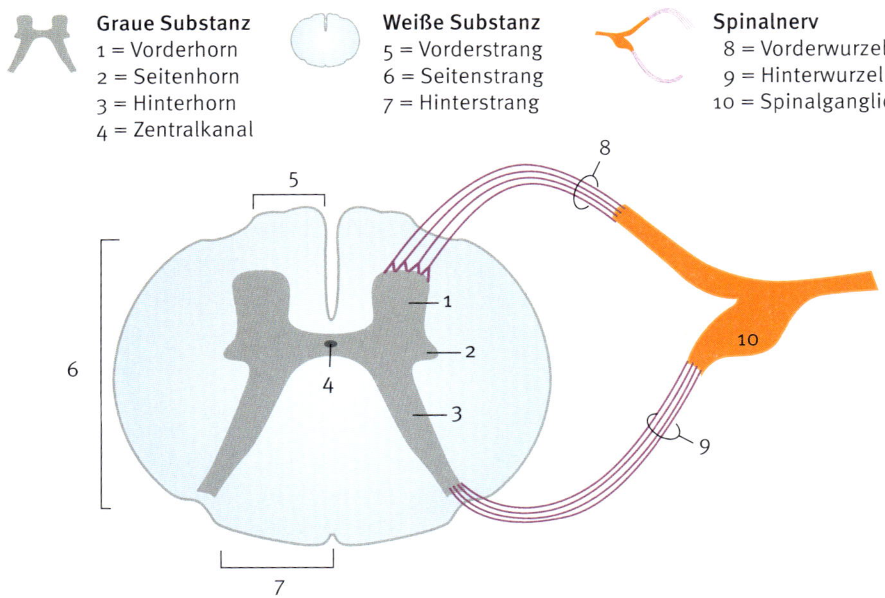

verarbeitet oder erst im Gehirn, wo sie mit Daten aus anderen Hirnbereichen ausgewertet und verarbeitet werden.

Hippocampus

Auch als Arbeitsspeicher unseres Gehirns bekannt, ist der Hippocampus die Schnittstelle zwischen Kurz- und Langzeitgedächtnis. Er ist entscheidend, denn er gehört zu den Bereichen im Gehirn, die lebenslang neue Nervenzellen bilden können. Als Teil des limbischen Systems (Seite 32) steuert er Affekte wie Wut, Angst und Freude.

Kleinhirn

Das Kleinhirn ist für die Genauigkeit und Koordination von Bewegungsabläufen zuständig. Zusätzlich ist es an der emotionalen und kognitiven Leistung beteiligt. Entscheidend ist es zudem für das Gleichgewicht und die Fehlerkorrektur bei Bewegungen. Viele weitere Funktionen werden vermutet, sind aber noch Gegenstand der Grundlagenforschung.

Hypothalamus

Im Hypothalamus befindet sich die Schaltzentrale des vegetativen Nervensystems. Autonome Prozesse und Stressreaktionen werden hier reguliert, beispielsweise der Wasserhaushalt des Körpers und der Blutdruck. Das geschieht über das Zusammenspiel unterschiedlicher Steuerhormone. Hier erfolgt die Aufrechterhaltung des körperlichen Gleichgewichts und innerer Milieus, die sogenannte Homöostase. Auch der Schlafrhythmus wird hier gesteuert, ebenso das Sexual- und Fortpflanzungsverhalten.

Thalamus

Vielen ist der Thalamus als »Tor zum Bewusstsein« bekannt. Neben den Stressreaktionen erfolgen hier auch die autonome Regulation sowie die Motivation. Alle Informationen, die aus der Peripherie zum Kortex aufsteigen, werden im Thalamus weiterverschaltet. Nur der Geruch nicht, daher spielt Geruch eine besondere Rolle für das Unterbewusstsein.

Amygdala

Im Deutschen auch als Mandelkern bekannt, ist die Amygdala Teil des limbischen Systems und vorwiegend bei der Emotionsverarbeitung aktiv. Durch ein enges Geflecht ist sie mit dem Hirnstamm verbunden und sorgt so zum Beispiel besonders bei Angst und Wut dafür, dass das Herz schneller schlägt und sich die Atmung anpasst.

Insula

Die Insula, auch Inselrinde, Insellappen oder insulärer Kortex genannt, ist eng mit dem limbischen System (Seite 32) verbunden. Hier werden sowohl Gefahrensignale als auch Berührungs-,

Akustik-, Geruchs- und Geschmacksreize sowie viszerale Informationen verarbeitet. Die Insula wird auch mit der emotionalen Bewertung von Schmerzen in Verbindung gebracht. Dabei erfolgt eine enge Verknüpfung mit dem vorderen cingulären Kortex (Seite 44).

Periaquäduktales Grau

Ein relevanter Bereich der Schmerzverarbeitung im Mittelhirn scheint laut aktuellen Forschungen das periaquäduktale Grau zu sein. In diesem Bereich wird die Schmerzwahrnehmung verarbeitet und es kommt entweder zur Hemmung oder zur Verstärkung.

Primärer somatosensorischer Kortex

Im primären somatosensorischen Kortex wird die haptische Wahrnehmung verarbeitet, hier werden also die unterschiedlichen sensorischen Informationen verschaltet: Ist etwas warm oder kalt, spitz oder dumpf, rau oder glatt? Hier befinden sich auch die sogenannten Landkarten (Seite 30) für die Sensorik.

Vorderer cingulärer Kortex

Die Regulierung autonomer Prozesse, zum Beispiel von Blutdruck und Herzfrequenz, erfolgt im vorderen cingulären Kortex. Zusätzlich werden kognitive Funktionen wie Konzentration und Fokussierung hier verortet. Entscheidend beteiligt ist dieser Bereich bei der emotionalen Bewertung von Schmerzen.

Prämotorischer Kortex

Im prämotorischen Kortex werden Bewegungspläne vorbereitet und die entsprechenden Bewegungsabläufe organisiert. Noch ist nicht detailliert erforscht, wie die unterschiedlichen Funktionen genau ablaufen.

Primärer motorischer Kortex

Zuvor entworfene Bewegungspläne werden im primären motorischen Kortex zu Bewegungsmustern ausgeführt. Hier befinden sich auch die sogenannten Landkarten (Seite 30) für die Motorik, die die unterschiedlichen Körperbereiche wiedergeben. Dabei entspricht die abgebildete Größe nicht der tatsächlichen Größe. Neben den Lippen und der Zunge nehmen auch die Hände großen Raum ein. Das zeigt, dass die dort willentlich stattfindenden Bewegungen sehr komplex sind, eine hohe kortikale Aktivierung benötigen und damit mehr Platz einnehmen.

Präfrontaler Kortex

Nicht nur die gezielte Motorik, sondern auch Problemlösung, Gedächtnis, Aufmerksamkeit, Entscheidung und Planung finden im präfrontalen Kortex statt. In enger neuronaler Verbindung sind alle Bereiche außerordentlich

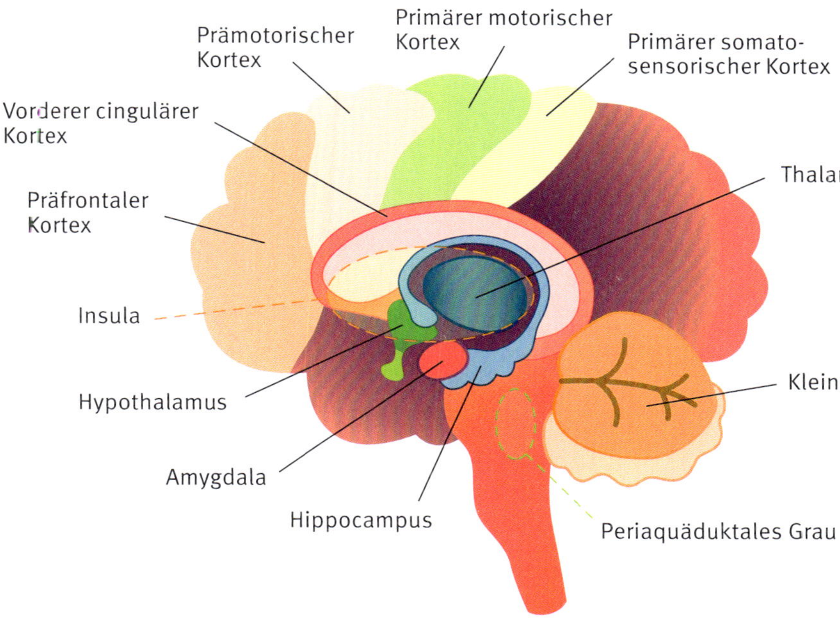

Aufbau des Gehirns

vernetzt und stehen damit direkt in Einfluss und Abhängigkeit voneinander.

Es gibt also kein einzelnes Schmerzzentrum im Gehirn, sondern ein Netzwerk, das sich über unterschiedliche Hirnbereiche erstreckt, arbeitet individuell zusammen, um eine Schmerzantwort zu kreieren. Das nennt man auch Schmerzneuromatrix. Damit ist Schmerz immer individuell, persönlich und privat. Das bedeutet, dass es große Unterschiede von Mensch zu Mensch gibt, welche kortikalen Bereiche in welcher Intensität aktiviert werden, also welche Gehirnbereiche miteinander kommunizieren, um Schmerzen zu erzeugen. Schmerz wird im Körperbild oder im »virtuellen Körper«, der im Gehirn gespeichert ist, erlebt. Das sind die bereits erwähnten Landkarten (Seite 30), die die unterschiedlichen Körperbereiche abbilden. Besonders deutlich wird das bei sogenannten Phantomschmerzen, bei denen Körperteile schmerzen, die amputiert und somit nicht mehr vorhanden sind. Die entsprechenden Bereiche im Gehirn sind jedoch noch aktiv und bilden diese Körperpartie nach wie vor ab. Daher kann man den Schmerz auch spüren, obwohl der Körperteil nicht mehr vorhanden ist.

Um auf die individuelle Schmerzneuromatrix einzuwirken, kann man die unterschiedlichen Einflussfaktoren für Schmerzen in Betracht ziehen.

Welche Einflussfaktoren für Schmerz gibt es?

Am Wochenende sind meine Schmerzen weg

» *Ein Angestellter leidet unter Rückenschmerzen. Unter der Woche quälen ihn die Schmerzen immer wieder, aber kaum beginnt das Wochenende, scheinen die Beschwerden zum Teil wie weggeflogen zu sein. Wenn er eine Radtour mit seinen Freunden macht, merkt er zwar ab und zu ein Zwicken, aber die Schmerzen sind nicht wirklich präsent. Er beobachtet aber, dass sonntags die Beschwerden wieder zunehmen. Spätestens wenn er beim Abendessen über die kommende Woche spricht, merkt er, wie die Spannung im unteren Rücken wieder stärker wird.* «

Das heißt nicht, dass sich der Angestellte die Schmerzen einbildet. Vielleicht gibt es bei der Arbeit einen ungelösten Konflikt, er fühlt sich über- oder unterfordert, kommt mit Kolleginnen oder Vorgesetzen nicht gut zurecht. Allein das Sprechen über die kommende Woche verursacht bei ihm Stress – und bereits dieser Stress kann den Schmerz als Warnsignal auslösen.

Immer wieder habe ich Kundinnen und Kunden, die ganz klar merken, dass ihre aktuelle Lebens- oder Arbeitssituation sie so sehr stresst, dass die Schmerzen in direktem Zusammenhang damit stehen. Hier ist es wichtig, eine mittel- und langfristige Lösung des Konfliktes anzustreben.

Schmerz ist eine multifaktorielle Entscheidung des Gehirns. Wie zuvor beschrieben (Seite 41), spielen dabei viele unterschiedliche Hirnbereiche eine Rolle. Und auch wenn wir uns noch in den wissenschaftlichen Anfängen befinden, wirklich zu verstehen, was im Gehirn bei der Schmerzwahrnehmung alles passiert, können wir das doch als Ausgangspunkt für das Training nutzen. Da Schmerz eine Aufforderung zur Verhaltensänderung ist, solltest du kritisch betrachten, welche Faktoren ihn beeinflussen, und sie als Schlüsselkomponenten in das Training einbinden.

Die Hirnbereiche, die für die Steuerung der Emotionen, die Speicherung der Erinnerungen sowie die Entscheidungsfindung und Planung zuständig sind, sind an der Verarbeitung der Schmerzsignale beteiligt. Nicht nur biologische, sondern auch psychologische und soziale Einflüsse hängen mit der Entstehung von Schmerzen zusammen. Daher sind meiner Meinung nach Programme, die sich nur auf die Bewegung und das biomechanische System fokussieren, keine Lösung. Sie mögen kurzfristige Effekte erzielen, langfristig und nachhaltig reichen sie aber nicht aus.

Schmerz ist kontextabhängig und multifaktoriell. Alle Aspekte der Schmerzentstehung bieten damit auch einen Lösungsansatz. Ein einfaches Modell, um sich das vorzustellen, ist der Gefahreneimer.

Der Gefahreneimer

Stell dir einen Eimer vor, in dem sich alle bei dir eingehenden Informationen ansammeln. Alles, was auf deinen Körper einwirkt, hat einen Einfluss, zum Beispiel Bewegungsabläufe, Schlaf, Bildung, Arbeitsplatzsituation, Gleichgewicht, Beziehungen, visuelle Fähigkeiten, Ernährung und Übung.

Je nach Qualität und Ausgewogenheit der unterschiedlichen Bereiche, kann der Eimer entweder sehr voll oder sehr leer sein. Beides ist nicht ideal. Erstrebenswert ist ein gleichmäßig gefüllter Eimer, bei dem immer mal etwas hinein- und auch wieder herausfließt. Ist der Eimer zu leer, bekommen dein Körper und dein Gehirn nicht ausreichend Informationen, um eine Bedrohungslage einschätzen zu können. Der Eimer sollte jedoch auch nicht überlaufen, dann wäre dein Körper überfordert. Und um das zu verhindern, hat der Eimer ein Ventil, über das der Inhalt reguliert werden kann.

Dieses Ventil ist der Schmerz. Er zeigt dir, dass etwas nicht in Ordnung ist, zum Beispiel in Form von Bauchschmerzen nach fettigem Essen oder Nackenschmerzen nach einer unruhigen Nacht. Damit reagiert der Körper also auf die komplexen und oftmals miteinander in Verbindung stehenden Inputs und Reize.

Wenn du dich lange nicht bewegst und der Eimer zu leer ist, wird der Körper vielleicht mit Rückenschmerzen reagieren und dich auffordern, dich zu bewegen. Übertreibst du beim Sport, wird der Schmerz dich daran erinnern, beim nächsten Mal weniger zu trainieren. Hast du eine akute Entzündung, teilt dir dein Körper mit, dass aktuell eine Schonhaltung wichtig ist. Arbeitest du bis spät in die Nacht an einem Projekt, pocht eventuell am nächsten Tag der Kopf. Schläfst du unruhig, könnte der Nacken verspannt sein und die Bewegung eingeschränkt. Isst du nicht ausreichend, grummelt der Magen.

So reguliert sich der Körper immer wieder in eine dynamische Balance. Eine Nacht durchzuarbeiten, kann der Körper ausgleichen. Ebenso eine unruhige Nacht oder phasenweise eine Über- oder Unterbelastung. Nur wenn es zu einem dauerhaften Ungleichgewicht kommt und das Ventil am Eimer nicht mehr nachkommt, wird es kritisch. So kann beispielsweise eine gesunde Ernährung Phasen mit weniger Schlaf ausgleichen. Oder ein bewegter Alltag schafft Ausgleich zur vielen Arbeit.

Wenn ich meinen Kunden und Kundinnen dieses Bild erkläre, atmen sie oft erleichtert auf. Sie erkennen, dass sie sich den Schmerz nicht einbilden, dass der Stress bei der Arbeit einen realen Einfluss haben kann und die Schmerzen unter anderem dadurch am Wochenende besser sind, weil sie dieser Stresssituation nicht ausgesetzt sind. Andere überfordert es anfangs, weil so viele neue Themen aufzeigt werden, an denen sie arbeiten müssten.

Der Gefahreneimer

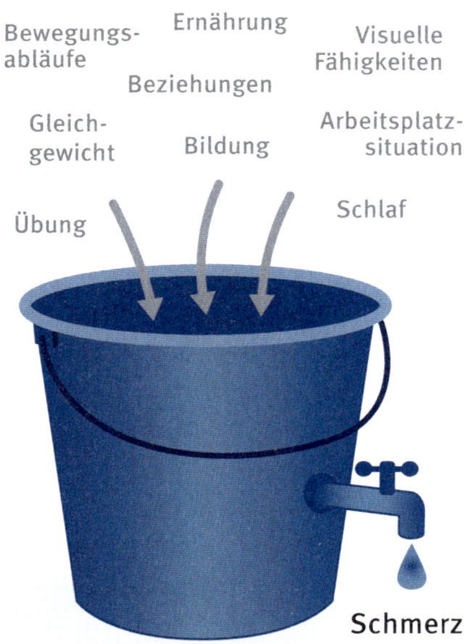

Wenn es dir gerade genauso geht, ist das ganz normal. Das Gute daran ist, dass all diese unterschiedlichen Faktoren, die Teil des Problems sind, auch Teil der Lösung sein können. Was auch immer du aktuell am leichtesten verändern kannst, kann für dich der erste Schritt zur Bewältigung deiner Schmerzen sein.

Auch Wissen hilft gegen Schmerzen

Trainierende kommen häufig mit diffusen Vorstellungen über ihre Schmerzen und zum Teil abstrusen Erklärungen dafür zu mir. Oft haben sich über die Jahre Fehlinformationen und veraltete Modelle verfestigt und zum Teil verselbstständigt. Das beeinflusst den Alltag sehr stark. Zum Beispiel höre ich immer wieder: »Ich habe einen Bandscheibenvorfall, ich darf nicht mehr schwer heben oder joggen.« Mit dieser ständigen Angst werden vermeintlich normale Alltagssituationen zur Gefahrensituation und führen in der Folge zu noch mehr Stress.

Die Wissensvermittlung ist ein entscheidender Faktor im Umgang mit Schmerzen. Das bisherige Wissen und Glaubenssätze zu hinterfragen und Fehlinformationen oder falsche Vorstellungen als solche zu erkennen, ist daher ein großer Teil meiner Arbeit im Training und Coaching. Dabei ist es wichtig, sowohl biopsychosoziale als auch neurophysiologische Zusammenhänge verständlich zu machen. Das für sich selbst zu erkennen, motiviert nicht nur, sondern hilft auch, endlich aktiv zu werden.

Die Komplexität von Schmerzen zu verstehen, kann dabei überfordernd wirken. Ich erinnere mich noch gut daran, als mir eine Ärztin erklärte, dass die Schmerzen durch meine Unzufriedenheit im Job kommen. Ich fühlte mich sofort persönlich angegriffen, bedroht und fand es übergriffig. Ich war gekränkt und dachte mir: »Bin ich also selbst schuld an den Schmerzen? Alles mache ich falsch.«

Für mich war klar, dass der Bandscheibenvorfall, den man auf dem MRT sehr deutlich sehen konnte, der Grund für die Schmerzen war. Erst Jahre später, als ich verstanden habe, dass Schmerzen im Gehirn entstehen, habe ich begriffen, was mir die Ärztin eigentlich sagen wollte: Meine Unzufriedenheit im Job spielte auch eine Rolle, war aber nicht die Ursache. Der Bandscheibenvorfall als Gewebeschaden kann Schmerzen verursachen, muss aber nicht.

Man kann darüber streiten, wie emphatisch und einfühlsam die Ärztin damals versucht hat, sich auf mich als Patientin einzustellen. Es ist ihr in diesem Fall nicht gelungen, meine festgefahrene falsche Vorstellung aufzulösen. Jedoch hat sie mir den Anstoß gegeben, meine bestehenden Vorstellungen zu hinterfragen, ich bin neugierig geworden und wollte mehr über Schmerzen wissen.

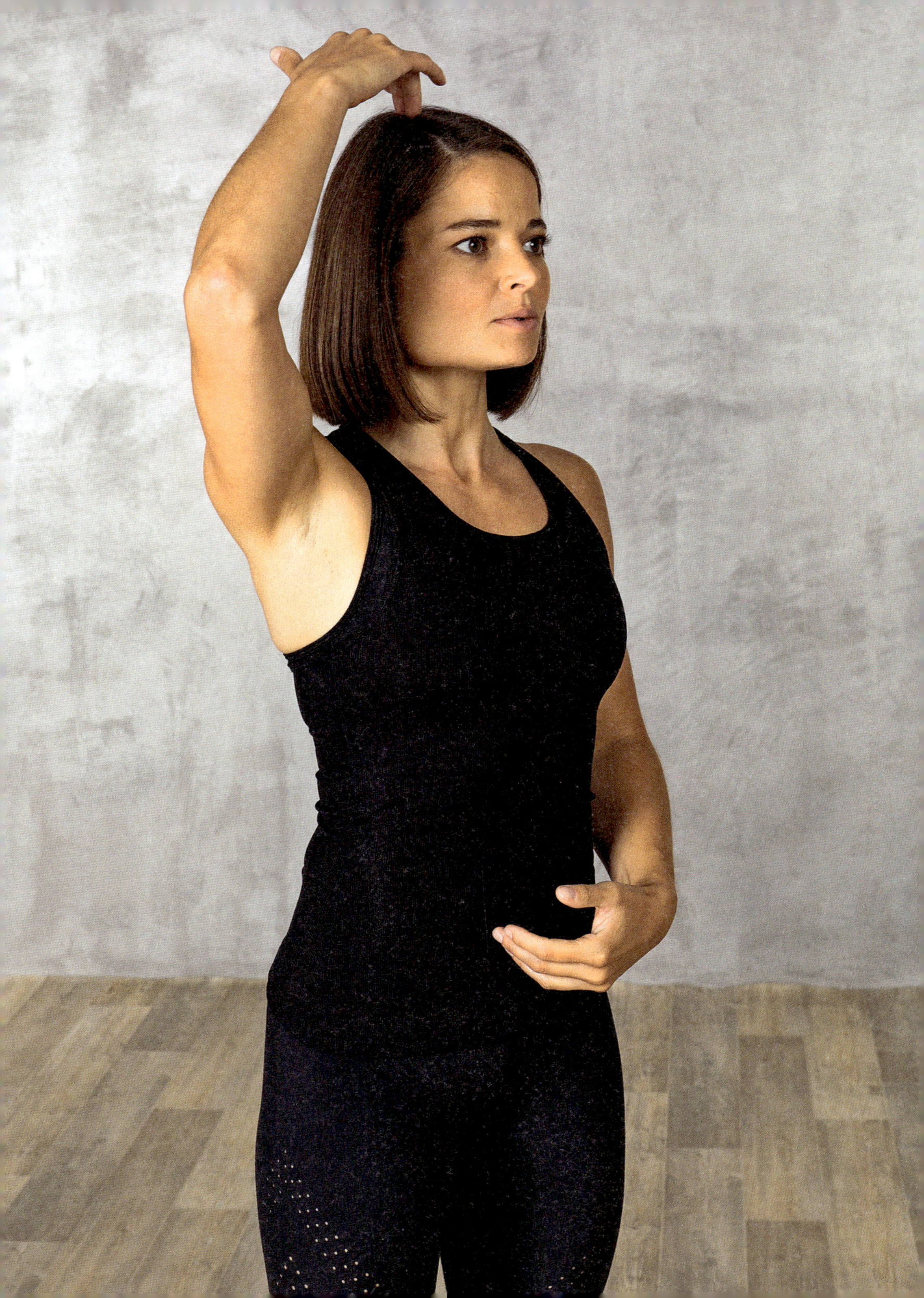

Aktiv gegen den Schmerz

Du bist deinen Schmerzen nicht hilflos ausgeliefert, sondern kannst selbst etwas dagegen tun. Dabei helfen dir verschiedene Atem- und Körperübungen.

Neurozentriertes Training

Durch verschiedene Übungen bekommt dein Gehirn neue Informationen und verbessert dadurch den Input, die Verarbeitung und auch den Output, also deinen Schmerz.

Besonders Personen, die schon lange unter Schmerzen leiden, fühlen sich oft hilflos und alleingelassen. Sie haben schon jede Menge versucht und bisher hat nichts so wirklich geholfen. Es ist daher wichtig, sich immer wieder bewusst zu machen, was trotz der Schmerzen alles geht und möglich ist. Gerade der Blick darauf, was du schon erreicht hast, ist entscheidend. Dafür braucht es Zeit und Geduld: Wenn du immer wieder an dir arbeitest, kannst du deine Schmerzen in den Griff bekommen.

Da wir noch nicht dezidiert sagen können, welche Prozesse bei der Schmerzverarbeitung wo und wie exakt ablaufen, lohnt es, sich auf die eingehenden Informationen zu konzentrieren. Statt den Output zu ändern, verändere den Input und damit die Verarbeitung der Informationen im Gehirn. Das ist wie bei einem Rezept: Wenn dir ein Gericht nicht schmeckt, kochst du es nicht wieder genauso, sondern du veränderst die Zutaten (Seite 15). Bezogen auf den Umgang mit Schmerz: Versuche, neue Informationen auf möglichst vielseitige Weise aufzunehmen und zu hinterfragen. Setze dich durch das Lesen dieses Buches mit dem Thema auseinander. Das geht auch im Dialog sehr gut, zum Beispiel beim Schauen und Kommentieren von Inhalten oder in der Diskussion mit anderen Betroffenen. Und biete deinem Körper viele eingehende Informationen: über Interozeption, Exterozeption und Propriozeption (Seite 39). Die einfachste Möglichkeit ist ein täglicher Spaziergang an der frischen Luft.

Selbstwirksamkeit und Schmerzen

Sowohl im Training als auch im Alltag und besonders im Umgang mit Schmerzen geht es immer um die Steigerung der Selbstwirksamkeit. Alle Erfahrungen, die du gemacht hast, werden als Erinnerungen abgespeichert. Aufbauend auf deine Erfahrungen und dein Wissen bilden sich daraus deine Erwartungen. Wenn du eine bestimmte Aktion durchführst, erwartest du ein Ergebnis. Wenn du kochst, erwartest du als Ergebnis ein leckeres Essen. Wenn du dich viel bewegst, erwartest du einen fitteren Körper und weniger Schmerzen. Das ist die sogenannte Ergebniserwartung.

Was in Bezug auf Training und Therapie oftmals nicht ausreichend betrachtet wird, ist die Wirksamkeitserwartung. Wie überzeugt bist du davon, dass du eine Therapie oder ein Training umsetzen wirst? Hier spricht man von der Selbstwirksamkeit. Laut Albert Bandura ist »Selbstwirksamkeit […] das persönliche Selbstvertrauen, eine Tätigkeit mit dem Ziel auszuführen, ein gewünschtes Ergebnis erfolgreich zu erreichen.«[8]

Die Selbstwirksamkeit ist abhängig von deinen bisherigen Erlebnissen, von Erfolgen und auch Misserfolgen, davon, was du von und über andere gelernt und erfahren hast, und auch wie du durch andere beeinflusst wirst. Und natürlich beeinflussen auch deine Gefühle, deine Alltagssituation und dein Stresslevel diese Selbstwirksamkeit. Studien weisen darauf hin, dass hohe Selbstwirksamkeit ein entscheidender Faktor in der Therapie sein kann und schmerzbezogene Selbstwirksamkeit sowohl Therapie- und Trainingsergebnisse als auch die Schmerzen positiv beeinflussen kann.[9] Genau wie der Schmerz ist die Selbstwirksamkeit abhängig vom Kontext: Je nachdem, in welcher Situation du dich gerade befindest, kann sich deine Selbstwirksamkeit verändern. Du kannst im Umgang mit deinen Schmerzen auch eine andere Selbstwirksamkeit haben als im Umgang mit deiner Ernährung oder deiner Körperwahrnehmung.

Das Bewusstsein für die eigene Körperhaltung ist eine Grundlage im Umgang mit Schmerz. Ein Gefühl dafür zu bekommen, wie du gerade sitzt oder stehst, ist wichtig. Dabei geht es nicht darum, immer kerzengerade zu stehen oder zu sitzen, sondern vielmehr darum, wahrzunehmen, wie deine aktuelle Position ist. Zu verstehen und zu akzeptieren, dass es nicht »die perfekte Körperhaltung« gibt, ist entscheidend. Es gibt individuell eine Position, die die natürliche Wirbelsäulenkrümmung ermöglicht und den Bewegungsapparat wenig belastet. Sich im Laufe des Tages immer wieder die eigene Körperhaltung bewusst zu machen, kann großen Einfluss auf die Schmerzwahrnehmung haben.

Kombinierst du das mit dem Ansatz, weniger zu sitzen und dich mehr zu bewegen, bist du schon auf dem richtigen Weg. Dabei geht es nicht immer darum, anstrengende Workouts zu absolvieren. Bereits bei leichten Übungen wird der Zellstoffwechsel aktiviert und die Muskelspannung abgebaut. Je mehr und je unterschiedlicher die Bewegungen dabei sind, desto besser. Denn unterschiedliche Bewegungen und Positionen führen zu unterschiedlichen Informationen, die das Nervensystem verarbeiten kann, und somit zur Veränderung des Outputs, also der Schmerzen.

Genau hier setzt das Neurozentrierte Training an. Es schafft neuen Input, neue Informationen und ermöglicht es dem Nervensystem, die bestehenden Informationen damit zu verbinden und in der Interpretation und Verarbeitung zu einem veränderten Output zu gelangen: idealerweise zu weniger Schmerzen und besserer Bewegung.

Trainiere dein Gehirn!

Schmerz ist eine Entscheidung des Gehirns, die auf der Wahrnehmung einer Bedrohung beruht. Aus diesem Grund sollte das Gehirn das Hauptziel für das Training von Menschen sein, die Schmerzen und Bewegungseinschränkungen haben.

Was ist Neurozentriertes Training?

Durch neue Informationen haben wir mein Gehirn umgepolt

» *Ein Jugendlicher kommt mit starken Schmerzen im Fußgelenk zu mir ins Training. Er leidet unter CRPS (Complex Regional Pain Syndrome). Die Krankheit ist in Deutschland auch als Morbus Sudeck bekannt und umfasst ein komplexes regionales Schmerzsyndrom. Nach einer Verletzung halten die Schmerzen an und es kommt zu starken Gefühlsstörungen und auffälligen Gewebeveränderungen. Betroffene können die entsprechende Stelle kaum berühren, geschweige denn, berühren lassen, der Bereich ist überempfindlich gegenüber Schmerzen, bewegungseingeschränkt und oftmals auch geschwollen. Der Jugendliche kann zu dem Zeitpunkt seinen Fuß kaum belasten, läuft an Stützen, nimmt am Sportunterricht nicht mehr teil. Seine Physiotherapie beruht im Moment darauf, dass er das Bein unter Schmerzen belastet, damit sich die Muskulatur nicht abbaut.*

Ich erkläre ihm, dass ich einen anderen Trainingsansatz probieren möchte. Die erste und wichtigste Regel ist dabei, die Schmerzen nicht zu verstärken. Wenn er auftritt, spürt er, wie ihm der Schmerz durch den Fuß das Bein entlang zieht. Das möchte ich im Training umgehen. Wir arbeiten zunächst mit Vibration und Kühlkissen an seinem Knöchel – der Bereich soll erst einmal neue Informationen bekommen. Dann steigern wir das langsam durch kurze Phasen im Stehen, in denen nur Becken und Knie mobilisiert werden; das betroffene Sprunggelenk darf sich erst einmal nur stabilisieren.

Der Jugendliche ist motiviert und macht die Übungen auch zu Hause. Er baut immer wieder kleine Einheiten in seinen Alltag ein und sein Gehirn lernt Stück für Stück, dass keinerlei Bedrohung besteht. Der übersensible Bereich des Sprunggelenks, den ich anfangs nicht einmal berühren konnte, weil der Jugendliche Angst vor Schmerzen hatte, normalisiert sich immer weiter. Schritt für Schritt bauen wir Kräftigungsübungen ein, optimieren die Körperhaltung über Gleichgewichts- und Augenübungen und gewöhnen das Sprunggelenk wieder an alltägliche Belastungen. Bei meinem letzten Kontakt spielte er wieder Basketball, traute sich Sprünge zu und läuft jetzt ohne Stützen, als sei nichts passiert.

Das Besondere ist, dass wir vorwiegend während des Corona-Lockdowns zusammengearbeitet haben und fast nur Online-Termine gemeinsam hatten. Der Jugendliche hat diesen Fortschritt also allein erreicht. Was haben wir im Training gemacht? Wir haben seinen Gefahreneimer (Seite 47) geleert. Wir haben seinem Körper Schritt für Schritt mehr Informationen gegeben, sodass sein Gehirn bessere Entscheidungen treffen konnte und der Output, die Bewegungen, sich deutlich verbessert hat. Das ist nur ein Beispiel, wie individuell Neurozentriertes Training sein kann. «

Immer wieder werde ich gefragt: Was bedeutet Neurozentriertes Training und wo kommt es her? »Neurozentriert« bedeutet gehirnbasiert. Das Training stellt also Gehirn und Nervensystem in den Mittelpunkt. Statt sich nur auf Muskeln, Sehnen, Bänder und Gelenke zu konzentrieren, setzt das Neurozentrierte Training dort an, wo Bewegung und Schmerz entstehen: im Gehirn. Es bindet dabei die drei bewegungssteuernden Systeme, also die Augen, das Gleichgewicht, die Körperwahrnehmung und Bewegung, ins Training ein.

Bisherige Trainings- und Therapieansätze fokussieren sich leider vorwiegend auf Knochen, Sehnen, Bänder und Gelenke, also auf das propriozeptive System. Das macht aber nur etwa 20 Prozent der Daten aus, die im Gehirn verarbeitet werden. Damit entgehen uns im Training etwa 80 Prozent der potenziellen Wirkung. Du kannst dir das so vorstellen, als würdest du dein kaputtes Handy zur Reparatur bringen und nur die Hülle tauschen. Das geht schnell, sieht gut aus und fühlt sich gut an, hilft aber nichts, wenn innen drin etwas nicht richtig funktioniert. Und genau hier kommt das Neurozentrierte Training ins Spiel, weil es das Gehirn in den Mittelpunkt stellt, wo Schmerzen, aber auch Bewegung entstehen.

Ursprünglich aus den USA von Dr. Eric Cobb über das Ausbildungssystem Z-Health-Performance kommend und im Leistungssport verankert, fand Neurozentriertes Training unter dem Begriff Neuroathletik 2014 bei der Fußball-WM in Brasilien das erste Mal in Deutschland durch Lars Lienhard größere Aufmerksamkeit. Langsam, aber sicher breitet es sich auch hier immer mehr aus. Aber noch steckt es in den Kinderschuhen und

Drei Systeme steuern unsere Bewegungen.

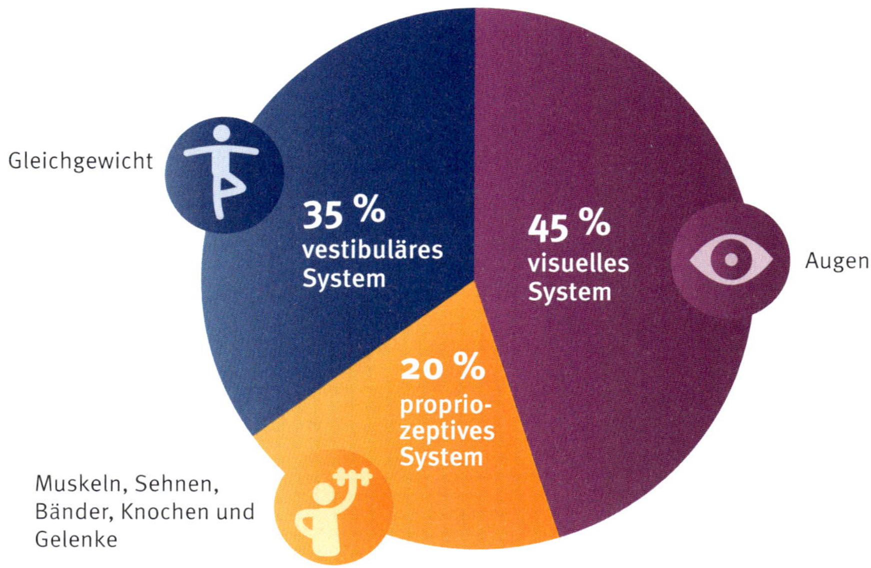

wird meistens nur im Leistungssport angewendet.

Wie funktioniert Neurozentriertes Training?

Ziel der Übungen ist es, die eingehenden Informationen, also den Input, zu verbessern. Dafür ist oftmals gezielter Input notwendig. Das bedeutet, dass man erst gezielt Bewegungen isoliert, um dem Gehirn in kleinen Schritten Sicherheit zu geben. Denn je mehr saubere und gut zu verarbeitende Informationen das Gehirn bekommt, umso besser kann es diese auswerten und entsprechend guten und sauberen Output senden. Das Ergebnis sind schmerzfreie und leichte Bewegungen.

Stellen wir uns das Nervensystem wie einen Schaltkreis vor. Du weißt bereits, dass sich das Gehirn immer wieder umbauen kann und unentwegt verändert. Empfindet der Körper Schmerz, wird ein bestimmter individueller Schaltkreis aktiviert. Über Wochen, Monate und vielleicht sogar Jahre oder Jahrzehnte bilden sich damit gewisse neuronale Muster aus. Es springen also immer dieselben Schaltkreise an. Und hier setzt das Training an. Denn wir können genau diese neuronalen Verbindungen oder Schaltkreise verändern. Sie können gelöscht oder sogar komplett neu angelegt werden. Alles, was dafür notwendig ist, sind bewusste Reize und Informationen. Denn durch neuen und bewussten Input können gezielt neue Verbindungen aufgebaut werden und das Gehirn reorganisiert sich.

Dafür ist es enorm wichtig, dass diese Informationen bewusst verarbeitet werden. Reines passives Konsumieren reicht dafür nicht aus. Das ist einer der Gründe, warum viele Therapie- und Trainingsansätze nicht langfristig und nachhaltig erfolgreich sind. Denn es geht nicht nur um die körperliche Wahrnehmung und Reflexion, sondern auch um die mentale und emotionale Wahrnehmung. Diese neuen Wahrnehmungen und Erfahrungen führen in der Verarbeitung zu neuen synaptischen Verbindungen. Neue Bewegungen, aber auch neue Impulse wie Atmung, Geruch, Sensorik, Emotionen und Erfahrungen im Allgemeinen führen zu neuen Verschaltungen und Verknüpfungen.

Schmerz hat einen eigenen Schaltkreis. Dabei werden Verbindungen zwischen den Hirnbereichen aufgebaut und ausgebaut, die gleichzeitig aktiv werden. Diese Schmerzneuromatrix ist individuell und kann daher auch nur von dir persönlich verändert werden. Damit nicht immer wieder derselbe Schmerzschaltkreis aktiviert wird, ist es also notwendig, neue und unbekannte Reize aufzunehmen, die dann in den Schaltkreis integriert werden. So verändert sich Stück für Stück die Verschaltung, alte Muster werden überschrieben oder neu organisiert. Dabei ist es egal, ob es sich um neue

Situationen handelt, die Kombination von bisher Bekanntem und Neuem, einen ungewohnten Ablauf oder eine andere Abfolge an Informationen als gewohnt.

Gib deinem Gehirn die Chance, im wahrsten Sinne umzudenken und bisherige Verbindungen zu verändern. Dabei gilt immer: Je mehr Synapsen verbunden werden, desto schneller und vor allem flexibler kannst du reagieren. Es ist also möglich, das eigene Gehirn gezielt zu verändern und damit auch den Schmerz, der – wie wir ja wissen – im Gehirn entsteht.

Ich sehe Neurozentriertes Training als Ergänzung zu bisherigen Ansätzen. Anstatt sich nur auf den aktiven Bewegungsapparat zu fokussieren, beziehen wir alle bewegungssteuernden Elemente mit ein. Anfangs mag es ungewohnt erscheinen, die Augen und die Kopfpositionen gezielt in das Training einzubinden. Wenn wir uns allerdings anschauen, was wir im Alltag machen, sind es genau diese komplexen Bewegungen. Wenn du zum Beispiel die Spülmaschine ausräumst, beugst du dich nach vorn und rotierst deinen Oberkörper. Beim Zurückstellen der Teller in den Schrank streckst du den Arm über den Kopf. Genau diese Bewegungen sind es, die du auch in dein Training einbinden kannst. Es sollte immer darum gehen, kleine einfache Bewegungen immer komplexer und alltagsrelevanter werden zu lassen.

Und genau das ist mein Ziel im Neurozentrierten Training. Wenn du beispielsweise bereits Lieblingsübungen hast, dann kombiniere sie mit den Inhalten aus diesem Buch. Dabei sind deiner Fantasie keine Grenzen gesetzt. Du kannst dazu alle Informationen nutzen, die dir einfallen.

Welchen Einfluss hat die Atmung?

Beim Atmen gelangt sauerstoffreiche Luft über die Lunge und den Blutkreislauf in jede Körperzelle. Verbessern wir die Atmung, profitiert der gesamte Körper.

Atmung ist überlebensnotwendig. Die Atmung ermöglicht über den Gasaustausch in der Lunge die Energiegewinnung in den Zellen. Verbessern wir die Atmung, verbessert sich jede einzelne Zelle unseres Körpers in ihrer jeweiligen Funktion. Das ist besonders bei Personen entscheidend, die schon lange unter Schmerzen leiden. Denn Atmung ist nicht nur die Grundlage des Lebens, sondern auch für Rehabilitation und Training. Viel zu oft wird ihre Wirkung unterschätzt, sie als spirituelles Element außer Acht gelassen oder sogar belächelt. Und ich muss gestehen, dass auch ich jahrelang die Bedeutung der Atmung verkannt habe. Erst in den letzten beiden Jahren habe ich das Potenzial für Trainierende und auch für mich selbst erlebt. Heute ist die Atmung ein Kernelement in meinem eigenen Training und in jeder Session mit meiner Kundschaft.

Hast du schon einmal darüber nachgedacht, dass du mit jedem Atemzug Flüssigkeit durch deinen Körper bewegst? Sowohl der Lymph- als auch der Blutfluss steht in direktem Zusammenhang mit der Atmung. Manche gehen sogar so weit zu sagen, dass wer die eigene Atmung kontrollieren kann, auch sein Leben kontrollieren kann. In dieser provokanten Aussage steckt viel Wahres. Stell dir zum Beispiel vor, du schleppst deine Einkaufstaschen vier Stockwerke nach oben. Außer Atem kommst du oben an und schließt die Tür auf. In diesem Moment ist nicht nur deine Atmung eingeschränkt, sondern auch dein Lymph- und Blutfluss. Dein Körper steht unter Stress.

Während der Wehen konzentrierte ich mich auf die Atmung

»*Eine junge Frau liegt in den Wehen. Mit schmerzverzerrtem Gesicht schaut sie ihren Mann und die Hebamme an. Die erinnern sie immer wieder daran, die Atemübungen aus dem Vorbereitungskurs anzuwenden. Die werdende Mutter fokussiert sich auf die Atmung und versucht, durch die Wehen durchzuatmen. So schwer es fallen mag, aber immer wieder weist die Hebamme darauf hin, ruhig und gleichmäßig zu atmen, mit Fokus auf die verlängerte Ausatmung.*

Wohl kein Ereignis ist so prägnant und schmerzhaft wie eine Geburt – und dass gerade hier der Fokus auf die Atmung gelegt wird, zeigt, wie natürlich und bekannt der Zusammenhang zwischen Atmung und Schmerzen ist. Im alltäglichen Umgang mit Schmerzen wird darauf leider kaum geachtet. Was Müttern bei der Geburt hilft, kann bei anderen Schmerzen auch sehr hilfreich sein.«

Genau in solchen Momenten kann es helfen, wenn deine Atmung effektiver wird und damit weniger bedrohlich für deinen Körper. Wenn du diesen Alltagstransfer schaffst, kannst du in unterschiedlichen Situationen deine Atmung kontrollieren und den Stresslevel deines Körpers aktiv beeinflussen.

Immer wieder liest man von richtiger und falscher Atmung. Meiner Meinung nach ergibt es keinen Sinn, im Trainingsbereich von Dysfunktionen oder falschen Atemmustern zu sprechen, ich halte es sogar für unprofessionell. Spezialisierte Fachärzte können hierzu seriöse Aussagen machen und Diagnosen stellen.

Was im Trainingsbereich jedoch betrachtet werden kann, ist das Potenzial der eigenen Atmung. Denn dadurch können positive Effekte auf die Gesundheit und Leistungsfähigkeit erzielt werden. Es gibt sogar Zusammenhänge zur Immunreaktion bei verbesserter Atmung.

Äußere und innere Atmung

Bei der Atmung unterscheidet man zwischen äußerer und innerer Atmung. Über Mund, Nase und Rachen wird sauerstoffreiche Luft eingeatmet. Anschließend wird die Luft angewärmt, befeuchtet und gereinigt. Dann gelangt sie über die Luftröhre in die Bronchien und deren verästelte Verzweigungen, die Bronchiolen. Diese enden in den Lungenbläschen, den Alveolen, die von dünnen Blutgefäßen durchzogen sind. In diesen

Kapillaren findet der Gasaustausch statt. Das bezeichnet man als äußere Atmung.

Durch die Membran der Lungenbläschen gelangt der Sauerstoff ins Blut und wird dort an Hämoglobin, den roten Blutfarbstoff in den roten Blutkörperchen, gebunden. Dieser an Hämoglobin gebundene Sauerstoff kann im gesamten Blutkreislauf in jedes Organ und jede Zelle transportiert werden, je nachdem, wo er zur Gewinnung von Energie benötigt wird. Durch Sauerstoffzugabe werden organische Stoffe um- oder abgebaut und die darin enthaltene Energie freigesetzt. Über diverse Chemorezeptoren werden ständig Informationen über den Gasaustausch gewonnen. Dabei kommuniziert der Körper die ganze Zeit mit dem Gehirn und gleicht Soll- und Istwerte ab. Dieser Vorgang wird innere Atmung, Zellatmung oder Gewebeatmung genannt.

Bei diesem Prozess fällt Kohlendioxid als Abfallprodukt an, das dann wieder ausgeatmet wird. Die ständigen Rückkopplungsschleifen führen dazu, das bei Bedarf nachreguliert wird, wir zum Beispiel ein paar bewusste und tiefe Atemzüge nehmen müssen oder bei Anstrengung kurz stehen bleiben und ein paar Mal tief durchatmen.

Äußere und innere Atmung

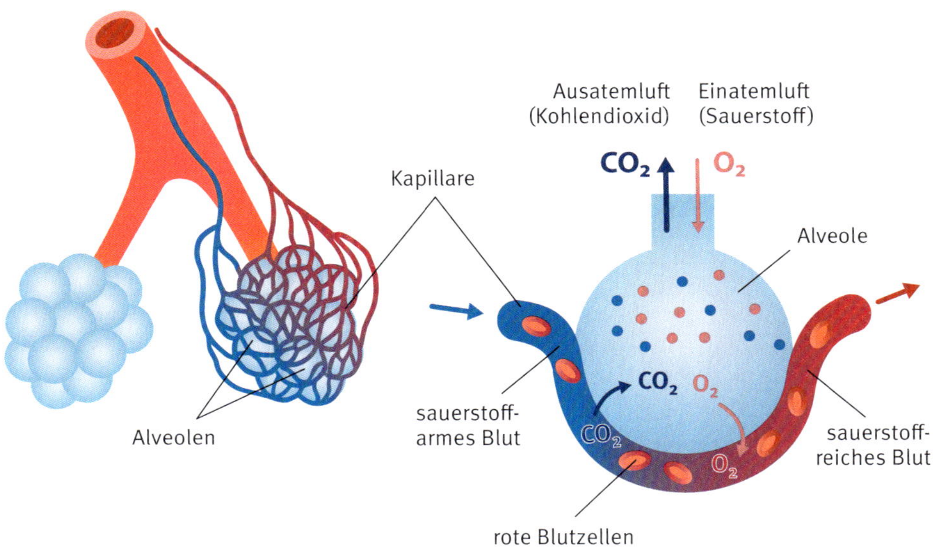

Erstrebt wird dabei ein dynamisches Gleichgewicht, in dem alle körperlichen Funktionen und Systeme ausbalanciert sind, die Homöostase. Sie ist das essenzielle Prinzip für die Lebenserhaltung und Funktion des Körpers. Gerät diese Balance aus dem Gleichgewicht, werden in einer Art Kettenreaktion die Körperfunktionen eingeschränkt, der Stresslevel kann steigen, was wiederum zu mehr Anspannung führt.

Besonders externe Faktoren können die Homöostase stören. Sowohl Krankheiten als auch Gifte, Medikamente, Stress, Drogen und Alkohol können sie negativ beeinflussen. Denn relevante Informationen können dadurch entweder nur fehlerhaft oder sogar gar nicht mehr verarbeitet werden. Aber auch eine ungesunde Ernährung und zu wenig Schlaf haben einen negativen Einfluss.

Das sind also alles Punkte, an die du anknüpfen kannst, um den Schmerz langfristig in den Griff zu bekommen. Eine der effektivsten Strategien wird dabei oft übersehen: die Atmung.

Welche Muskeln steuern die Atmung?

Die Atmung wird über die Atemmuskeln gesteuert. Der wichtigste Atemmuskel ist das Zwerchfell. Dieser kuppelförmige Muskel zieht durch den gesamten Bauchraum und trennt die Lunge von den restlichen Organen. Das Zwerchfell hat direkten Einfluss auf die Ausdehnung und das Zusammenziehen des gesamten Brustraumes und der Lunge. Als Gegenspieler dient der Beckenbodenmuskel. Er setzt am Schambeinknochen an und zieht durch das gesamte Becken bis zum Steißbein. Zusammen bauen diese beiden Muskeln mit jedem Atemzug einen gleichmäßigen Druck auf die Organe auf. Diese Auf-und-ab-Bewegung fördert damit zum Beispiel die Verdauung. Zusätzlich sorgt sie für Stabilität im Rumpf.

Als Atemhilfsmuskeln bezeichnet man die drei Rippenhebermuskeln, Brustmuskulatur, Sägezahnmuskeln und Zwischenrippenmuskeln. Bei der Einatmung dehnt sich das Zwerchfell aus – bei der Bauchatmung zieht es stark nach unten und verdrängt damit die Bauchorgane, wodurch die Bauchwand nach außen gedrückt wird. Der Bauch wölbt sich also nach außen und der Brustraum vergrößert sich. Bei der Brustatmung arbeiten die Zwischenrippenmuskeln stärker und weiten den Brustraum aus. Durch diese Erweiterung des Brustraumes wird auch die Lunge geweitet, die fest an der Brustkorbwand anliegt. Dadurch entsteht ein Unterdruck, der die Außenluft über die Luftröhre in die Bronchien ansaugt.

Die ruhige Ausatmung geschieht nicht über muskuläre Aktivität, sondern findet passiv statt: Wenn sich das Zwerchfell entspannt, nimmt es seine kuppelförmige Form an. Durch den Druck auf die

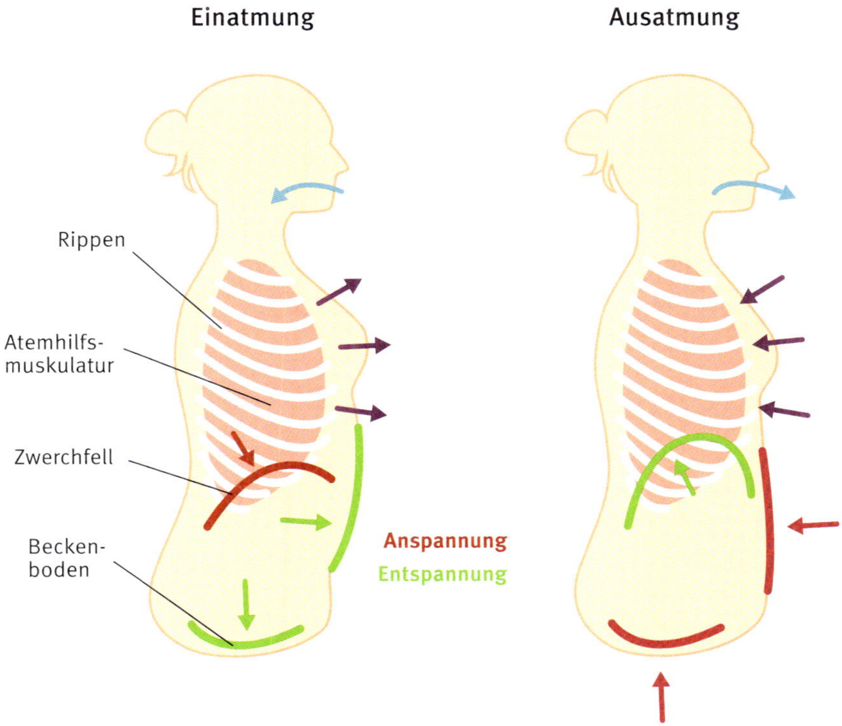

Steuerung der Atmung

Lunge verkleinert sich der Brustraum und durch das Zusammenziehen des Lungengewebes strömt die Luft aus der Lunge wieder heraus.

Natürlich kann man auch bewusst ausatmen, dann nimmt man vor allem die Bauchmuskeln zur Hilfe, die Druck auf die Bauchwand und die darunterliegenden Organe ausüben und somit das Zwerchfell nach oben zurückschieben.

Bei einem Erwachsenen erfolgt das im Durchschnitt etwa 12- bis 16-mal pro Minute. Bei körperlicher Belastung kann sich die Atemfrequenz auf bis zu 45 Atemzüge pro Minute erhöhen.

Atmung ist wie Schmerz individuell. Nicht nur, dass sich die Atmung an die eigenen körperlichen Gegebenheiten anpasst, sondern sie reguliert sich auch situativ. Wenn du die Treppen hinaufrennst, hast du eine andere Atmung, als wenn du entspannt auf dem Sofa liegst. Wenn ich von optimaler Atmung spreche, meine ich, dass sich die Atmung dynamisch an dich und deine Bedürfnisse anpasst.

Was passiert bei der Überatmung?

Gesteigerter Stress, zu wenig Bewegung und lange Bildschirmzeiten sorgen für Stressreaktionen im Körper. Das wiederum kann zu einer meist flachen Atmung führen.

Das Überatmen, auch Hyperventilation genannt, führt dazu, dass zu viel Kohlendioxid ausgeatmet wird. Das Kohlendioxid fungiert bei der inneren Atmung als eine Art Türsteher: Es entscheidet, wie viel Sauerstoff aus dem Blut in die Zellen abgegeben wird. Ist zu wenig CO_2 im Blut, steigt der pH-Wert des Blutes an. Dadurch bleibt der Sauerstoff im Blut gebunden und wird nicht an die Zellen abgegeben, die ihn jedoch für die Energiegewinnung benötigen. Die Atemregulation erfolgt hauptsächlich durch die CO_2-Konzentration und wird durch Chemorezeptoren im Hirnstamm gemessen. Bei steigenden CO_2-Blutwerten wird ein Befehl an das Atemzentrum gesendet und das Atemzugvolumen erhöht sich.

Und genau hier kannst du mit Atemübungen ansetzen und die Atmung wieder auf ein individuell optimales Niveau bringen. Da die Atmung über komplexe neuronale Netzwerke verschaltet ist, ist sie ein effektives und effizientes Mittel, die eigenen energetischen Fähigkeiten zu verbessern. Denn die Atmung hat großen Einfluss auf den Hirnstamm und dessen Funktionsweise. Der Hirnstamm ist die Schnittstelle zwischen dem Rücken-

Vorteile der optimalen Atmung

Eine optimale Atmung sorgt für:

- Optimierung des Blutgasprofils
- positive Veränderung der Hormonproduktion und der Funktionsweise vieler Zellen
- Senkung des Stresslevels
- Steigerung der Leistungsfähigkeit
- Steigerung der Koordinationsfähigkeit
- weniger Verspannungen im Nacken-Schulter-Bereich
- gesteigerte Beweglichkeit und biomechanische Optimierung von Rumpf und Brustkorb
- optimierte Sauerstoffversorgung der Zellen

mark und den Hirnlappen. Er ist über den Vagusnerv mit den Eingeweiden verbunden. Die aus dem Körper aufsteigenden Informationen und die in den Körper absteigenden werden hier über Kreuz weitergeleitet. Vereinfacht dargestellt, steuert hier die rechte Hirnhälfte die linke Körperseite und umgekehrt. Außerdem werden dort lebenswichtige Funktionen, wie zum Beispiel Atmung, Herzfrequenz und Blutdruck, gesteuert.

Die Atmung ist ganz individuell. Immer wieder werde ich gefragt, wie man richtig atmet.

Dabei ist es wichtig zu verstehen, dass Atmung wie Körperhaltung immer von der jeweiligen Situation abhängen. Es gibt keine richtige oder falsche Atmung. Dein Gehirn passt auf natürliche Art und Weise die Atmung an deine aktuellen Bedürfnisse an. Wenn du beispielsweise entspannt auf dem Sofa liegst, ist deine Atmung flacher, als wenn du zügig die Treppen hinaufgehst.

Da wir uns im Alltag deutlich weniger und einseitiger bewegen, als von der Natur vorgesehen, und uns stattdessen in unnatürlichen Umgebungen befinden, meistens mit künstlichem Licht und entsprechend hohem Stresslevel, ist oftmals die natürliche Anpassung der Atmung nicht mehr gegeben.

Es gibt eine ganz einfache Möglichkeit, ein Gespür für seine natürliche Atmung zu bekommen: Lege eine Hand auf deinen Bauch und die andere auf dein Brustbein. Nimm zwei bis drei Atemzüge und wechsle dann die Hände. So spürst du deine natürliche Atmung.

Auf den folgenden Seiten zeige ich dir, wie du mit unterschiedlichen Atemübungen Einfluss auf deine Schmerzen nehmen kannst.

Bauchatmung

Ausgangsposition: Setze, stelle oder lege dich hin und achte darauf, dass deine Wirbelsäule gerade aufgerichtet ist. Stelle dir dafür vor, dass sich deine Wirbelsäule wie eine Kette in die Länge zieht.

Ausführung: Lege dann deine Hände auf den Bauch und atme ein paar Atemzüge bewusst in den Bauch. Dabei dehnt sich der Bauchraum aus und deine Hände entfernen sich voneinander. ①

Bei der Ausatmung zieht sich der Bauchraum wieder zusammen, und die Hände bewegen sich wieder aufeinander zu. ②

Wenn es dir schwerfällt, in den Bauch zu atmen, kannst du mit den Händen einen leichten Druck aufbauen.

Endposition: Atme zum Abschluss noch 2-mal tief durch die Nase ein und auch durch die Nase wieder aus. Beobachte den Luftstrom.

Varianten und Tipps: Fällt es dir immer noch schwer, versuche mit der Einatmung deine Hände mit leichtem Druck nach oben Richtung Brustkorb zu schieben. Mit der Ausatmung schiebst du sie wieder nach unten. Damit verstärkst du das natürliche Atemmuster.

Wiederholungen: Führe die Übung mindestens 2 Minuten aus. Du kannst dich stattdessen auch auf 10 langsame und gleichmäßige Atemzüge fokussieren.

Wirkung: Durch die fokussierte Bauchatmung wird das vegetative Nervensystem aktiviert. Die Mobilisierung im Bauchraum aktiviert den Vagusnerv. Dadurch wird der Regenerations- und Entspannungsmodus deines Körpers angeregt.

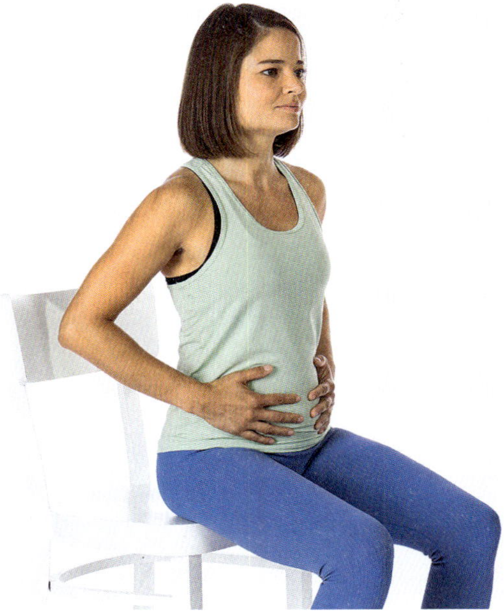

1

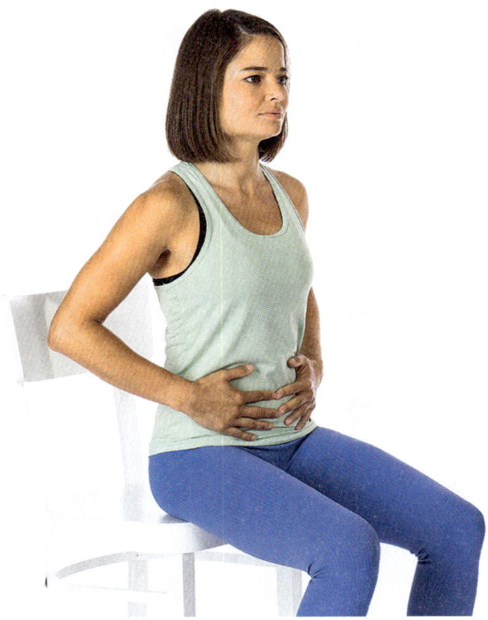

2

Atmung gegen einen Bauchgurt

Ausgangsposition: Setze, stelle oder lege dich hin und achte darauf, dass deine Wirbelsäule gerade aufgerichtet ist. Stelle dir dafür vor, dass sich deine Wirbelsäule wie eine Kette in die Länge zieht.

Ausführung: Binde dir einen Bauchgurt, einen Schal oder ein Tuch um deinen Bauch. Atme nun ein paar Atemzüge entspannt gegen den Druck des Bauchgurtes. Wenn es dir angenehm ist, kannst du auch mit dem Bauchgurt spazieren gehen.

Endposition: Setze, stelle oder lege dich wieder hin und achte darauf, dass deine Wirbelsäule gerade aufgerichtet ist. Nimm noch einmal 2–3 Atemzüge in den Bauchraum und achte darauf, wie du dich nun fühlst.

Varianten und Tipps: Du kannst den Druck auf den Bauchraum variieren, sodass er dir angenehm ist. Im Stehen und beim Laufen wirst du tendenziell mehr Druck vertragen, als wenn du sitzt oder liegst. Du kannst den Bauchgurt auch mit einer Wärmflasche kombinieren, wenn dir das angenehm ist.

Wiederholungen: Nutze den Bauchgurt, wenn du dein Nervensystem entspannen willst und zur Ruhe kommen möchtest. Gerade wenn du Schmerzen hast, kannst du den Bauchgurt auch tagsüber tragen. Ansonsten empfehle ich den Bauchgurt als Abendroutine und zum Einschlafen.

Wirkung: Durch die Bauchatmung wird das Zwerchfell mobilisiert und es dehnt sich stärker nach unten in den Bauchraum aus. Dadurch wird mehr Druck auf die Oberbauchorgane ausgeübt und entsprechend der Vagusnerv aktiviert. Zudem befinden sich im Bauchraum so viele freie Nervenendigungen wie nirgends sonst im Körper. Diese haben eine schmerzlindernde Funktion. Ein Grund dafür ist, dass die Interozeption des Bauchraums mit allen Organen dem Gehirn wichtiger für die Beurteilung der Sicherheit ist als die der Peripherie, zum Beispiel des kleinen Zehs. Dies ist auch ein Grund, warum beispielsweise viszerale osteopathische Behandlungen im Bauchraum oftmals gute Ergebnisse auch bei Rückenschmerzen erzielen.

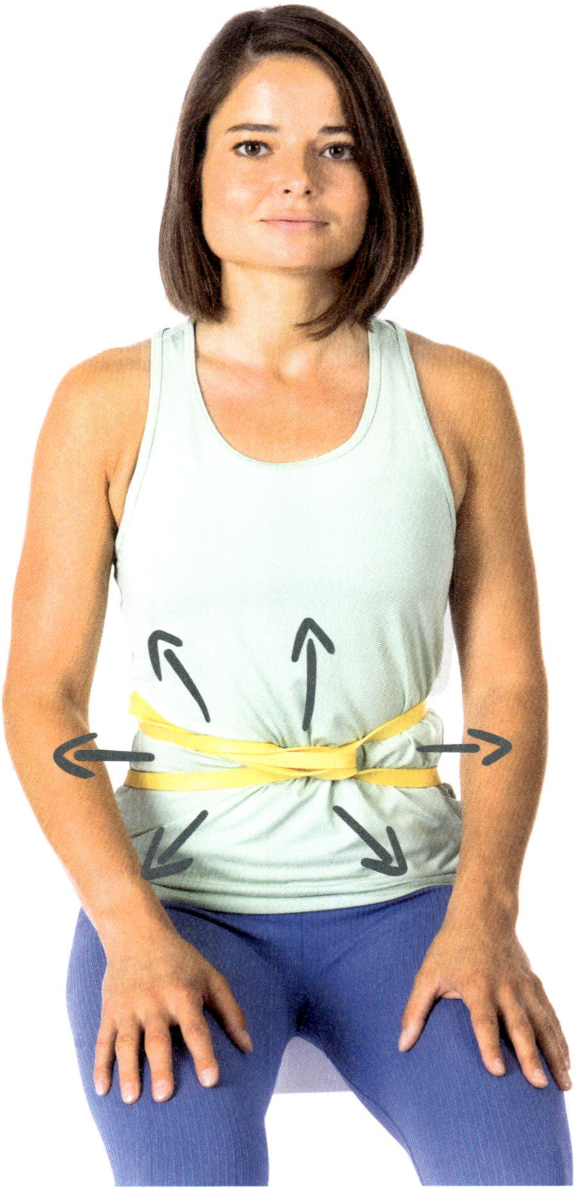

Langsames Atmen

Ausgangsposition: Setze, stelle oder lege dich hin und achte darauf, dass deine Wirbelsäule gerade aufgerichtet ist. Stelle dir dafür vor, dass sich deine Wirbelsäule wie eine Kette in die Länge zieht.

Ausführung: Lege eine Hand auf den Brustkorb und eine Hand auf den Bauch. Versuche nun, langsam durch die Nase einzuatmen und durch die Nase wieder auszuatmen. Reduziere die Zahl deiner Atemzüge auf 6 pro Minute. Das bedeutet, du atmest 5 Sekunden ein und 5 Sekunden aus. Wenn dir die Übung leichtfällt, atmest du 4 Sekunden ein und 6 Sekunden aus.

Endposition: Setze, stelle oder lege dich wieder hin und achte darauf, dass deine Wirbelsäule gerade aufgerichtet ist. Nimm noch einmal 2–3 Atemzüge durch die Nase ein und aus und achte darauf, wie du dich nun fühlst.

Varianten und Tipps: Du kannst die Hände auch entspannt neben den Körper ablegen. Ich empfehle, die Übung im Laufen auszuführen und statt der Sekunden die Schritte als Referenz zu nehmen. Du atmest also 5 Schritte ein und 5 Schritte aus.

Wiederholungen: Versuche die Übung, wenn sie dir angenehm ist, in deine Tagesroutine einfließen zu lassen. Besonders wenn du merkst, dass du unruhig wirst oder Schmerzen hast, kannst du diese Atemübung einbauen.

Wirkung: Durch die Reduzierung des Atems aktivierst du Hirnstammareale. Dort befindet sich ebenfalls das periaquäduktale Grau (Seite 44), der Bereich in deinem Gehirn, der vermutlich Einfluss auf die Beurteilung von Warnsignalen hat und damit schmerzlindernd wirken kann. Gleichzeitig sammelt dein Körper neue Informationen sowohl über den Gasaustausch als auch über die Ausdehnung von Bauchraum und Brustkorb. Über die Hände baust du einen leichten Druck auf, was dir Sicherheit und Stabilität vermittelt.

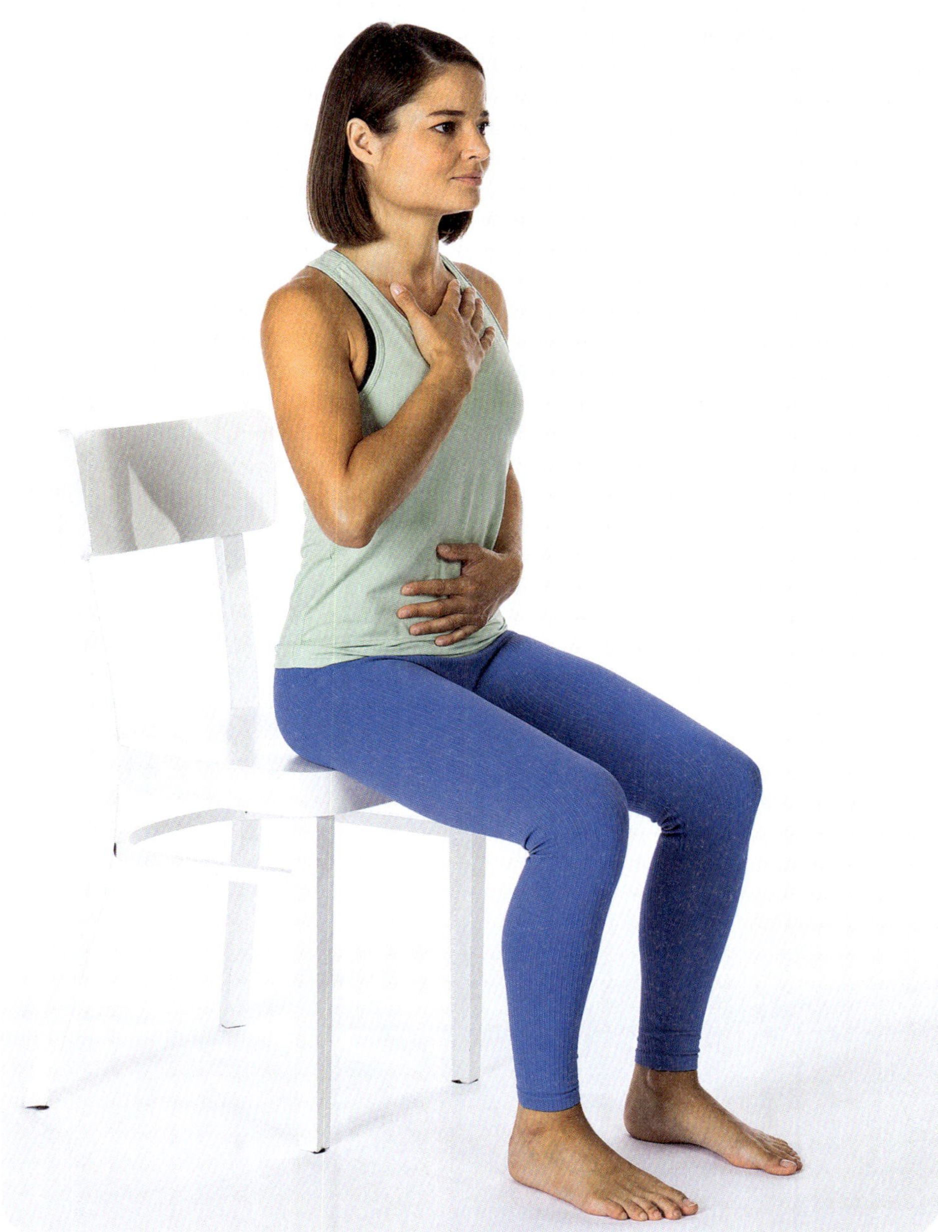

Zwerchfelldehnung

Ausgangsposition: Setze dich hin und achte darauf, dass deine Wirbelsäule gerade aufgerichtet ist. Stelle dir dafür vor, dass sich deine Wirbelsäule wie eine Kette in die Länge zieht. ❶ Atme gleichmäßig durch die Nase ein und aus. Entspanne bewusst den Schulter-Nacken-Bereich.

Ausführung: Ziehe den Schambeinknochen zum Bauchnabel, indem du dein Becken nach hinten kippst und den unteren Rücken beugst. ❷ Atme durch die Nase ein und führe dabei deine Arme parallel ausgestreckt nach oben über den Kopf. ❸ Öffne deinen Mund und atme in einem Atemzug maximal durch den Mund aus. ❹ Schließe dann den Mund, nimm die Arme herunter, entspanne das Becken und den Rücken und atme durch die Nase so lange ruhig und gleichmäßig ein und aus, bis du dein normales Atemmuster zurückgewonnen hast. Wiederhole die Übung anschließend.

Endposition: Lege deine Arme wieder entspannt neben dem Körper ab. Lass dein Becken und den unteren Rücken entspannt.

Varianten und Tipps: Du kannst die Übung auch im Liegen oder Stehen durchführen. Achte im Liegen darauf, dass du deine Beine angewinkelt aufstellst, und lege dir gegebenenfalls ein Kissen unter die Arme. Im Stehen ist die Übung deutlich anstrengender und sollte nur bei guter Fitness durchgeführt werden. Falls deine Schulterbeweglichkeit eingeschränkt sein sollte, kannst du die Arme auch angewinkelt abheben. Entscheide selbst, ob du die Ausatmung durch den geöffneten Mund schnell oder langsam durchführst. Das ist individuell und sollte sich für dich angenehm anfühlen.

Wiederholungen: Führe diese Übung jeden Tag morgens, mittags und abends durch. Beginne mit 2 Wiederholungen. Wenn sich das angenehm anfühlt, steigere dich, sodass du am Ende auf 10 Wiederholungen kommst.

Wirkung: Diese Übung ist eine sehr starke Aktivierung des Zwerchfells. Vor allem die Atemhilfsmuskeln der Ausatmung werden beansprucht und das Zwerchfell gedehnt beziehungsweise entspannt. Das wirkt sich positiv auf die Mobilisierung des gesamten Brustkorbs und Rumpfs aus. Die An- und Entspannung des Zwerchfells überträgt sich zudem synergetisch auf die Beckenbodenmuskulatur, die mit dieser Übung ebenfalls trainiert wird.

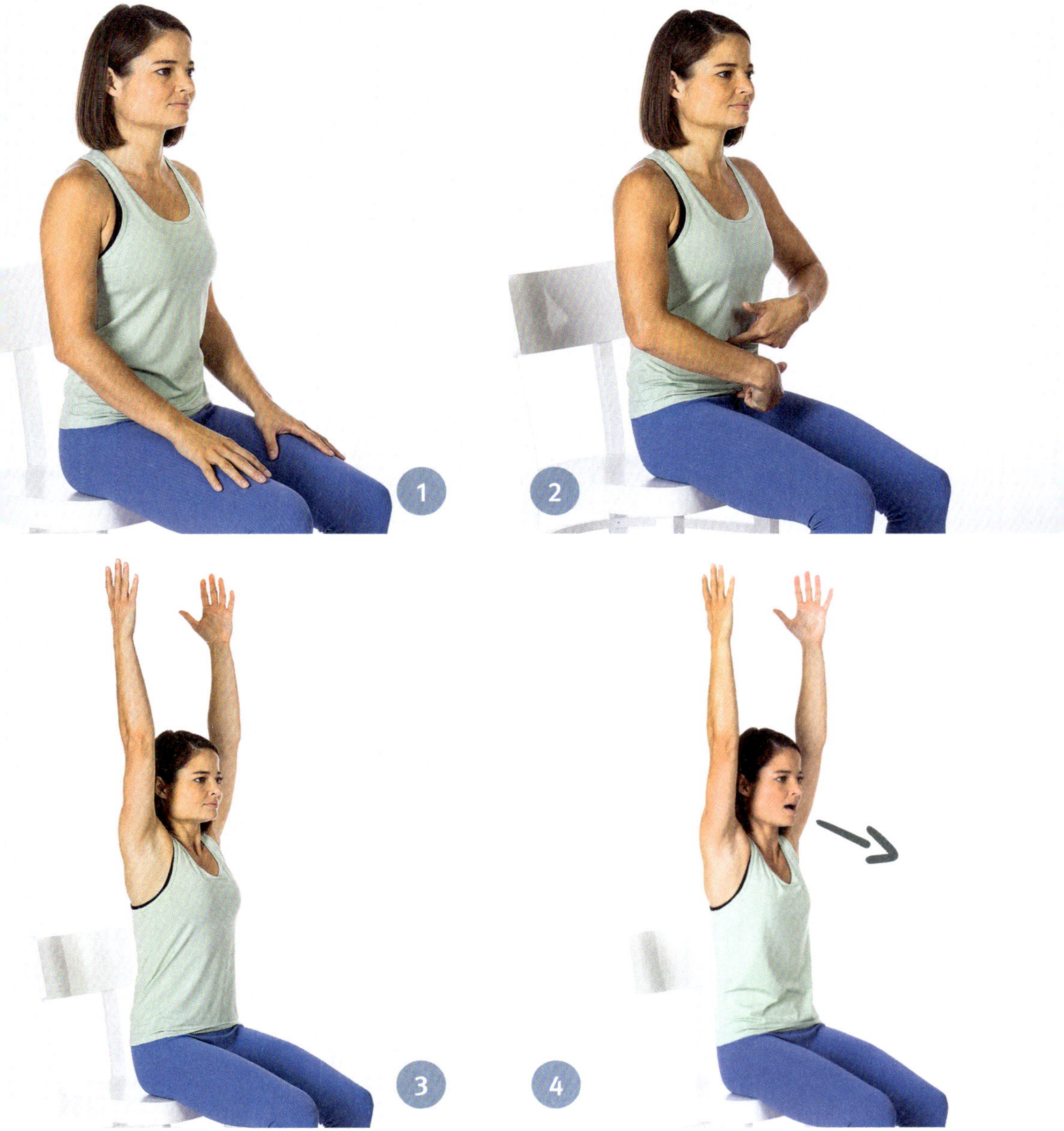
1
2
3
4

Front Opener

Ausgangsposition: Stelle dich aufrecht frontal vor eine Wand oder einen Stuhl. Achte dabei auf eine lange und gerade Wirbelsäule. Atme gleichmäßig durch die Nase ein und aus. Entspanne bewusst den Schulter-Nacken-Bereich. Beginne die Übung langsam und kontrolliert und steigere die Intensität nur langsam.

Ausführung: Halte dich mit der rechten Hand an der Wand oder dem Stuhl fest. ❶ Stelle dein rechtes Bein so weit hinter das linke Bein wie möglich. Beide Füße stehen stabil auf dem Boden. Strecke den linken Arm nach vorn aus ❷ und führe ihn ausgestreckt nach oben zur Decke. Dabei neigst du deinen Oberkörper nach hinten, die Wirbelsäule wird leicht überstreckt. ❸ Spüre die Dehnung in deiner vorderen Körperseite. Je weiter du dein Schambein zum Bauchnabel ziehst und deine Wirbelsäule streckst, umso intensiver wird die Dehnung. Atme nun bewusst in deine vordere Körperseite. Dehne mit der Einatmung deinen Brustkorb und deine Rippenbögen maximal aus und spüre mit der Ausatmung die Entspannung. Wechsle nun die Seite, halte dich mit der linken Hand an der Wand oder dem Stuhl fest. Stelle dein linkes Bein so weit hinter das rechte wie möglich. Strecke deinen rechten Arm aus und führe ihn ausgestreckt nach oben zur Decke. Dabei neigst du deinen Oberkörper nach hinten, die Wirbelsäule wird leicht überstreckt.

Endposition: Komm in den aufrechten Stand zurück und atme noch 1–2-mal entspannt durch die Nase ein und aus.

Varianten und Tipps: Wenn du beweglich genug bist, kannst du auch den Kopf mit in den Nacken legen ❹ oder den Kopf und die Halswirbelsäule in neutraler Position lassen. Teste, ob die Übung für dich mit offenen oder geschlossenen Augen angenehmer ist.

Wiederholungen: Versuche, in jeder Position für 5–10 Atemzüge zu verweilen. Wenn dir die Übung schwerfällt, beginne mit 3 Atemzügen.

Wirkung: Diese Übung dient als Atemwahrnehmungstraining und Atemrichtungstraining sowie zur Mobilisierung des vorderen Rumpfes. Das sorgt für eine aufrechte Körperhaltung und mehr Stabilität. Deine Bauch- und Brustmuskulatur wird gedehnt und dein Rücken aktiviert.

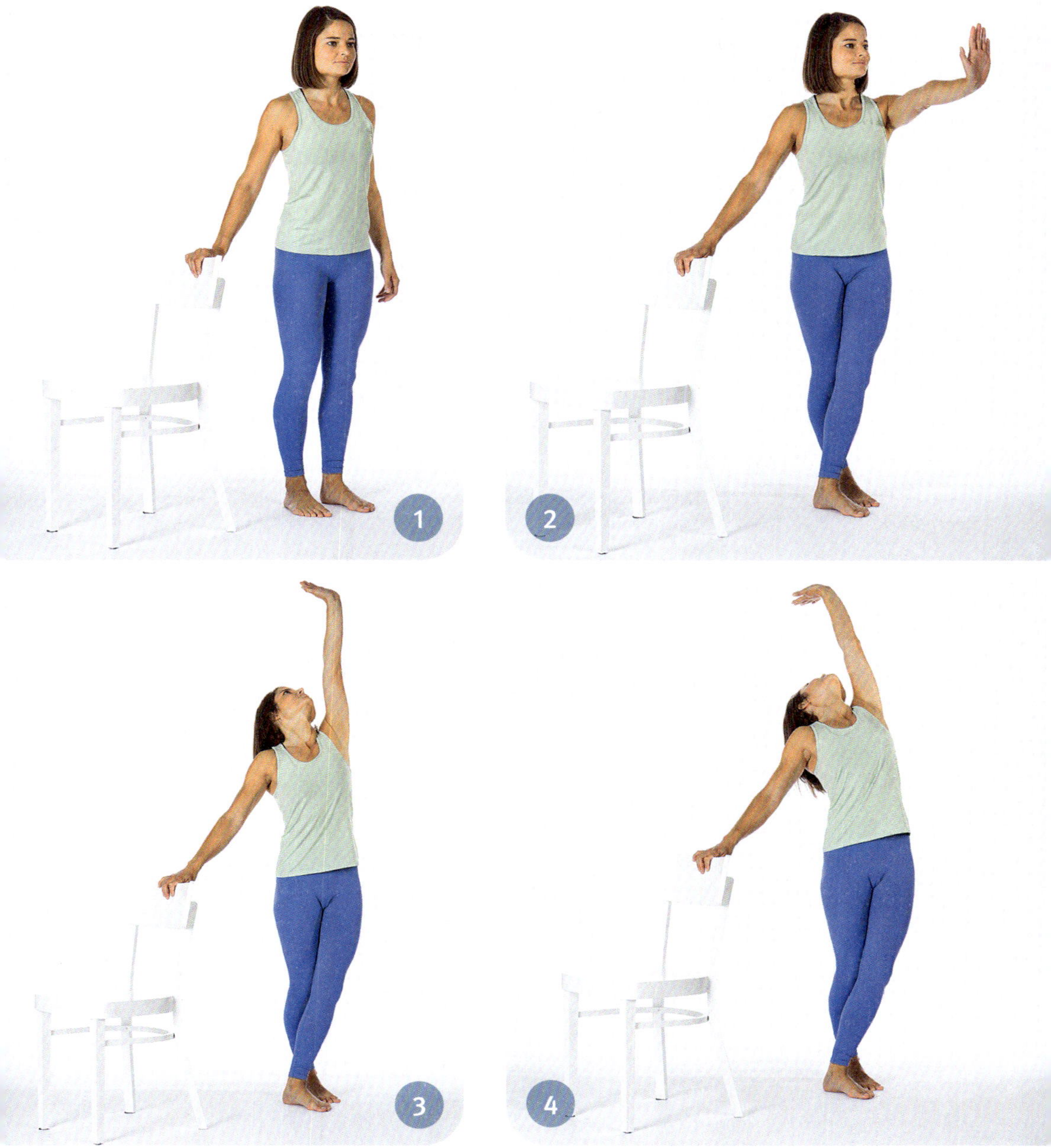
1
2
3
4

Verlängerte Ausatmung

Ausgangsposition: Lege, setze oder stelle dich aufrecht hin und achte dabei auf eine lange Wirbelsäule. Entspanne bewusst deinen gesamten Körper. Atme 2–3 Atemzüge entspannt durch die Nase ein und wieder aus und achte darauf, wie sich die Atmung anfühlt.

Ausführung: Atme nun 2 Atemzüge durch die Nase ein und 4 Atemzüge durch die Nase wieder aus. Führe diese Atmung die nächsten 2–5 Minuten durch.

Endposition: Atme 2–3 Atemzüge entspannt durch die Nase ein und aus und achte darauf, wie sich deine Atmung nun anfühlt.

Varianten und Tipps: Wenn dir diese Übung sehr schwerfällt, kannst du sie variieren: Atme 2 Atemzüge ein, 4 Atemzüge aus, halte 2 Atemzüge die Luft an und wiederhole den Ablauf. Das verstärkt die Aktivierung der Medulla oblongata (siehe »Wirkung«) und damit den Vagusnerv und darüber die parasympathische Regulation. Du kannst die Übung beim Spazierengehen auch an deine Schritte anpassen, vielen fällt das Zählen dann leichter. Versuche, über 2 Schritte einzuatmen und über 4 Schritte auszuatmen. Die Intensität kannst du bis zu 2 Schritte einatmen und 10 Schritte ausatmen steigern. Du kannst auch beim Zählen mit der Hand die Wiederholungen mitzählen.

Wiederholungen: Führe diese Übung mindestens 3–5 Minuten lang durch.

Wirkung: Eine verlängerte Ausatmungsphase verstärkt die Aktivierung der Medulla oblongata im Hirnstamm. Hier liegt das Atemzentrum. Diese Region enthält viele parasympathische Nervengeflechte, unter anderem die Hirnnervenkerne des Vagusnervs. Die Übung stellt zusätzlich ein gutes CO_2-Toleranz-Training dar. Viele Menschen reagieren zu schnell gestresst bis panisch bei zu hohem CO_2-Gehalt im Blut. Eine verlängerte Ausatmung schult schonend, weniger hektisch schnell zu atmen, und führt zur Reduktion der Ausschüttung von Stresshormonen.

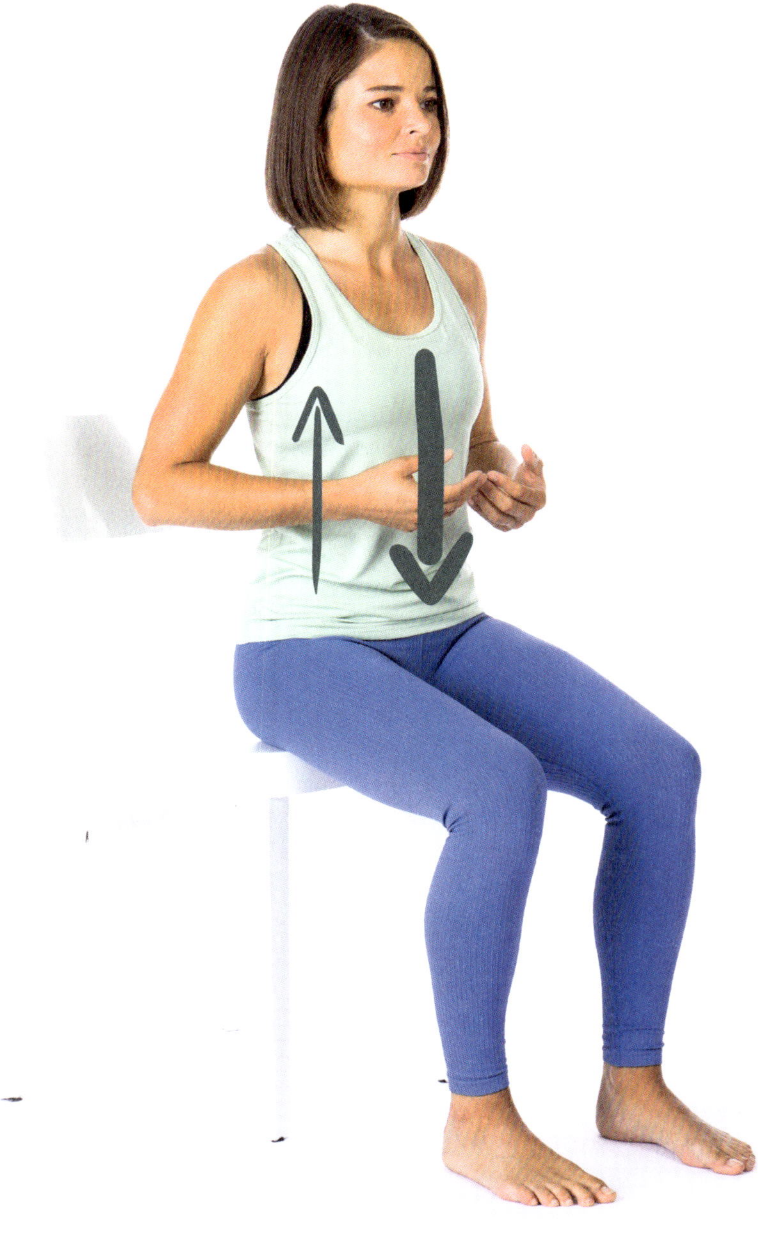

Atmung durch das linke Nasenloch

Ausgangsposition: Lege, setze oder stelle dich aufrecht hin und achte dabei auf eine lange Wirbelsäule. Entspanne bewusst deinen gesamten Körper. Atme 2–3 Atemzüge entspannt durch die Nase ein und wieder aus und achte darauf, wie sich dein Körper anfühlt.

Ausführung: Halte dir mit der rechten Hand dein rechtes Nasenloch zu. Atme nun 3–5 Minuten nur durch das linke Nasenloch ein und wieder aus. Atme dabei ruhig und entspannt.

Endposition: Atme 2–3 Atemzüge entspannt durch die Nase ein und aus und achte darauf, wie sich dein Körper nun anfühlt.

Varianten und Tipps: Du kannst auch die Augen schließen, um dich ganz auf die Atmung zu konzentrieren. Wenn es dir angenehm ist, lehne dich bei dieser Übung an.

Wiederholungen: Führe die Übung 3–5 Minuten lang durch. Idealerweise baust du die Übung in deinen Alltag ein, wenn du dich entspannen möchtest. Ich empfehle diese Übung für abends vor dem Einschlafen oder nach einer stressigen Situation, wenn du dringend etwas Entspannung vertragen kannst.

Wirkung: Die Atmung durch das linke Nasenloch führt zu parasympathischer Stimulation. Die rechte Hirnhälfte wird dabei stärker aktiviert und dein Nervensystem wird eher in den Entspannungs- und Regenerationsmodus versetzt.

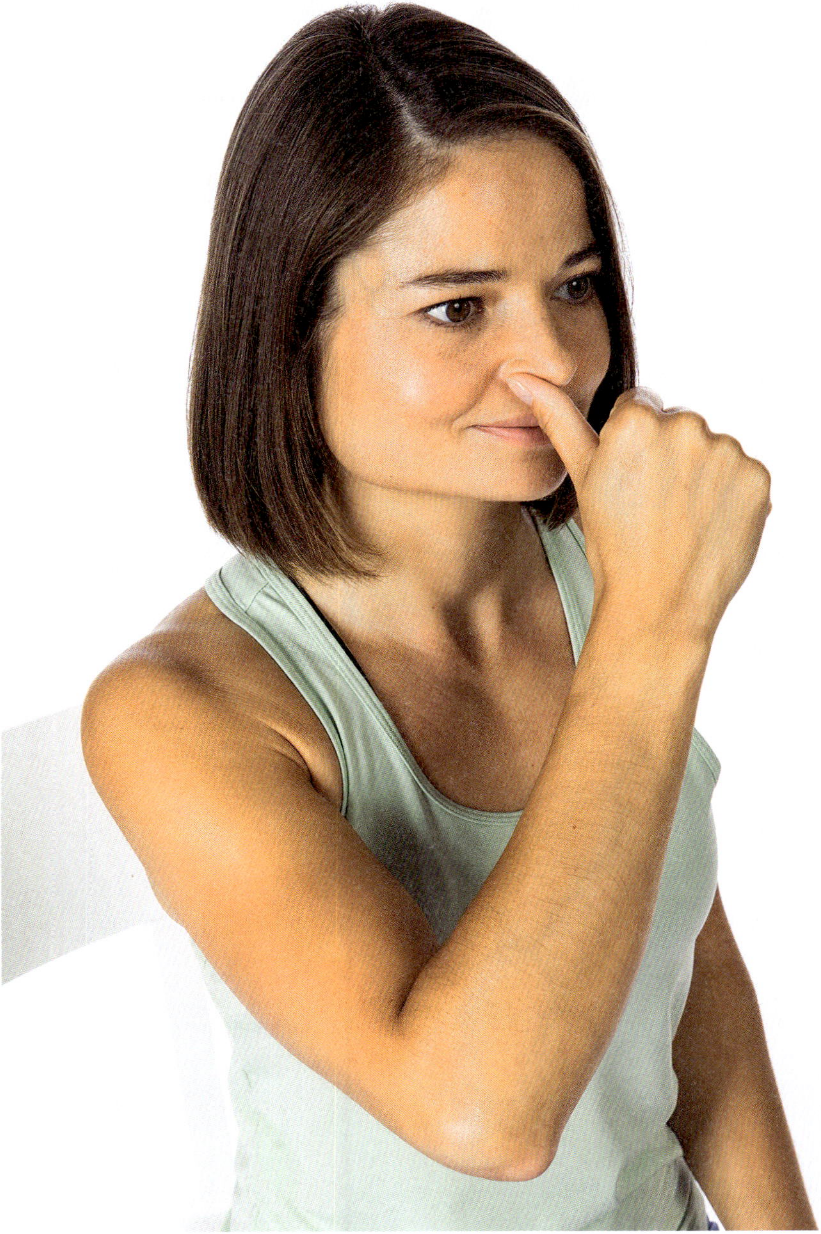

Welchen Einfluss haben die Augen?

Informationen, die die Augen ans Gehirn senden, sind ganz wichtig für die Gefahrenerkennung. Sind die Augen entspannt, entspannt sich auch der restliche Körper.

Die Rolle der Augen, des gesamten visuellen Systems und die Verarbeitung dieser Daten im Gehirn sind entscheidend und spielen besonders im 21. Jahrhundert eine immer größere Rolle. Das liegt unter anderem daran, dass wir immer mehr Zeit vor Bildschirmen verbringen und immer weniger Zeit in der Natur. Das beeinflusst nicht nur unsere Augen, sondern darüber auch unseren gesamten Organismus.

Das visuelle System ist eines der schnellsten Systeme in unserem Körper. Für die Orientierung und die Gefahrenüberprüfung ist es essenziell, denn dein Gehirn braucht die Daten der Augen, um einen Großteil der Umwelt zu überprüfen: Stehst du vor einer Kreuzung? Wie weit ist das Auto entfernt? Mit welcher Geschwindigkeit kommt es auf dich zu? Was passiert vor und neben dir? Die Augen überprüfen die ganze Zeit unsere Umgebung und senden Unmengen an Informationen an das Gehirn. Auch bei einer Verletzung kann das eine entscheidende Information sein. Blutet die Wunde? Ist sie tief oder nur ein oberflächlicher Kratzer? Hast du einen blauen Fleck oder eine große Beule? Oftmals reicht schon der Anblick einer Verletzung und es entsteht sofort ein Schmerzreiz, selbst, wenn sich eine andere Person verletzt hat.

Die Augen spielen zudem eine große Rolle bei Bewegungsentwürfen und der Bewegungssteuerung. Erinnerst du dich an die Schmerzneuromatrix (Seite 45)? Es gibt da viele Schnittstellen zur Schmerzverarbeitung. Trainierte Augen und damit ein optimiertes visuelles System sorgen

Weniger visuelle Informationen senken den Stresslevel

»*Kennst du die folgende Situation? Du sitzt seit Stunden am Rechner und versuchst dich zu konzentrieren. Deine Augen beginnen zu brennen. Dein Nacken ist verspannt. Du hast Kopfschmerzen. Du versuchst immer wieder, deinen Kopf nach rechts und links, nach vorn und hinten zu strecken. Ganz intuitiv schließt du die Augen, stützt vielleicht sogar deinen Kopf auf den Händen ab, während deine Handballen leichten Druck auf deine Augen ausüben. Oder vielleicht reibst du dir die Augen. Für eine kurzen Moment spürst du Entspannung und weniger Schmerz und Verspannung.*

Was hast du in dieser Situation gemacht? Du hast Informationen aus dem visuellen System reduziert, dadurch muss dein Gehirn weniger verarbeiten. Das kann in einer Stresssituation dazu führen, dass Spannungen abnehmen und du dich besser fühlst.«

also für Stressreduktion. Denn wenn das Gehirn genügend klare Informationen über das visuelle System bekommt, kann es die Umgebung und die Sicherheit besser vorhersagen. Das wiederum spart Energie und reduziert das Stressniveau.

Die Bewegungen der Augen aktivieren unterschiedliche Hirnareale, unter anderem das Kleinhirn und den Hirnstamm. Der Hirnstamm spielt eine wichtige Rolle bei der Schmerzreduktion. Durch Augenübungen kannst du die Aktivierung des Hirnstamms erhöhen und damit die Schmerzreduktion verbessern. Zudem wird die reflexive, also die durch Reflexe ausgelöste Stabilisierung des Körpers vom Hirnstamm gesteuert.

Ein relevanter Bereich der Schmerzverarbeitung im Mittelhirn scheint laut aktuellen Forschungen das periaquäduktale Grau (Seite 44) zu sein. In diesem Bereich wird die Schmerzwahrnehmung verarbeitet und es kommt entweder zur Hemmung oder zur Verstärkung. Führt man Übungen aus, die Nachbarregionen des periaquäduktalen Graus aktivieren, kommt es zu vermehrter Aktivierung der Synapsen und Durchblutung in diesem wichtigen Hirnbereich und das Gehirn entscheidet neu, ob eintreffende Signale Schmerzen auslösen sollten oder nicht.

Nicht alle Übungen sind für jeden geeignet. Wenn dich eine Übung stresst, versuche, sie bewusst langsam und nur 2–3-mal durchzuführen. Wenn du sie als angenehm empfindest, baue sie in deine tägliche Routine mit ein.

Augenliegestütze

Ausgangsposition: Setze oder stelle dich aufrecht hin. Achte auf eine lange Wirbelsäule. Entspanne bewusst deinen Körper und atme gleichmäßig durch die Nase ein und aus.

Ausführung: Nimm einen Stift in die Hand und strecke diesen Arm vor dir aus. Fixiere mit den Augen den Stift. ❶ Führe den Stift so weit zur Nase, dass du ihn noch scharf sehen kannst. ❷ Strecke anschließend den Arm wieder aus. Die Augen fixieren den Stift die ganze Zeit.

Endposition: Setze oder stelle dich aufrecht hin. Achte bewusst darauf, ob du Verspannungen oder Schmerzen in deinem Körper wahrnimmst, und atme gleichmäßig durch die Nase ein und aus.

Varianten und Tipps: Führe die Übung langsam und kontrolliert aus. Achte darauf, dass du die ganze Zeit ein klares Bild siehst. Wenn dir schwindelig wird, brich die Übung sofort ab. Wenn dir die Übung zu schwer oder unangenehm ist, schließe beim Heranführen des Stiftes zur Nase deine Augen und öffne sie erst wieder, wenn du den Arm wieder ausgestreckt hast. Um die Übung intensiver zu gestalten, kannst du die Geschwindigkeit erhöhen.

Wiederholungen: Starte mit 5–10 Wiederholungen, die du langsam und gleichmäßig ausführst. Wenn sie sich gut anfühlen, kannst du bis zu 20 Wiederholungen machen. Gern kannst du diese Übung 3–5-mal am Tag durchführen.

Wirkung: Augenliegestütze trainieren deine Augenmuskeln, das präzise Fixieren eines Gegenstandes und den Wechsel zwischen Nah- und Fernsicht. Gezielt werden hier mehrere Augenmuskeln trainiert, die Einfluss auf deine Nackenmuskulatur und auf deine Schmerzwahrnehmung haben können.

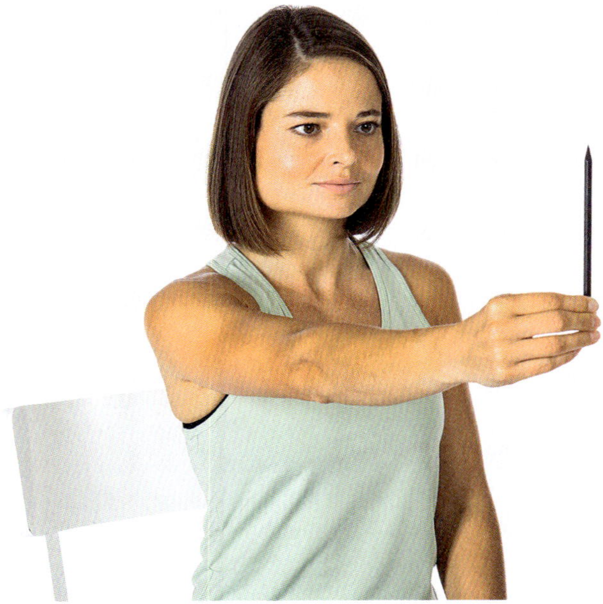

1

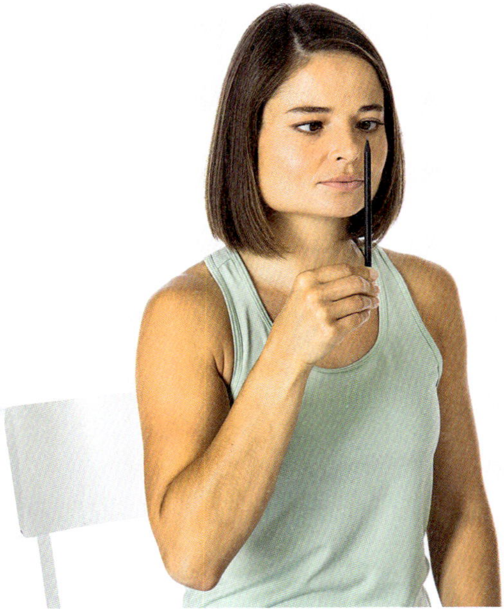

2

Palming

Ausgangsposition: Setze oder stelle dich aufrecht hin. Achte auf eine lange und gerade Wirbelsäule.

Ausführung: Legen deine Hände auf die geschlossenen Augen. Wenn es dir angenehm ist, kannst du leichten Druck ausüben. Halte die Augen mit den Händen so lange geschlossen, bis du nur noch absolute Dunkelheit siehst, keine Blitze, kein Farbmuster und keine Bewegungen.

Endposition: Nimm langsam die Hände wieder weg und öffne langsam die Augen. Schaue ein paar Mal in unterschiedlichen Richtungen durch den Raum, um zu spüren, wie sich deine Augen und dein gesamter Körper nun anfühlen.

Varianten und Tipps: Atme gleichmäßig durch die Nase ein und aus. Entspanne bewusst den Schulter-Nacken-Bereich. Du kannst die Übung auch im Liegen durchführen, zum Beispiel als Entspannung vor dem Einschlafen. Wenn du möchtest, kannst du deine Handflächen vor der Übung aneinanderreiben, damit sie wärmer werden. Die Wärme kann den Entspannungsreiz verstärken. Probiere aus, ob dir ein leichter Druck mit den Händen auf die Augäpfel angenehm ist.

Wiederholungen: Führe die Übung so lange durch, bis du nur noch Schwarz siehst und keine Muster mehr erscheinen. Das ist individuell verschieden und kann von ein paar Sekunden bis zu 10 Minuten dauern, je nachdem, wie gestresst deine Augen sind.

Wirkung: Diese Übung dient der Entspannung deiner Augen. Deine Augenmuskeln arbeiten den ganzen Tag und dein Gehirn verarbeitet zahlreiche visuelle Reize. Durch die Reduktion entspannen sich deine Augenmuskeln, der Sehnerv wird entlastet, die Pupillen haben die Chance, sich zu weiten, also Spannung abzubauen, und dein ganzes Nervensystem entspannt sich mit.

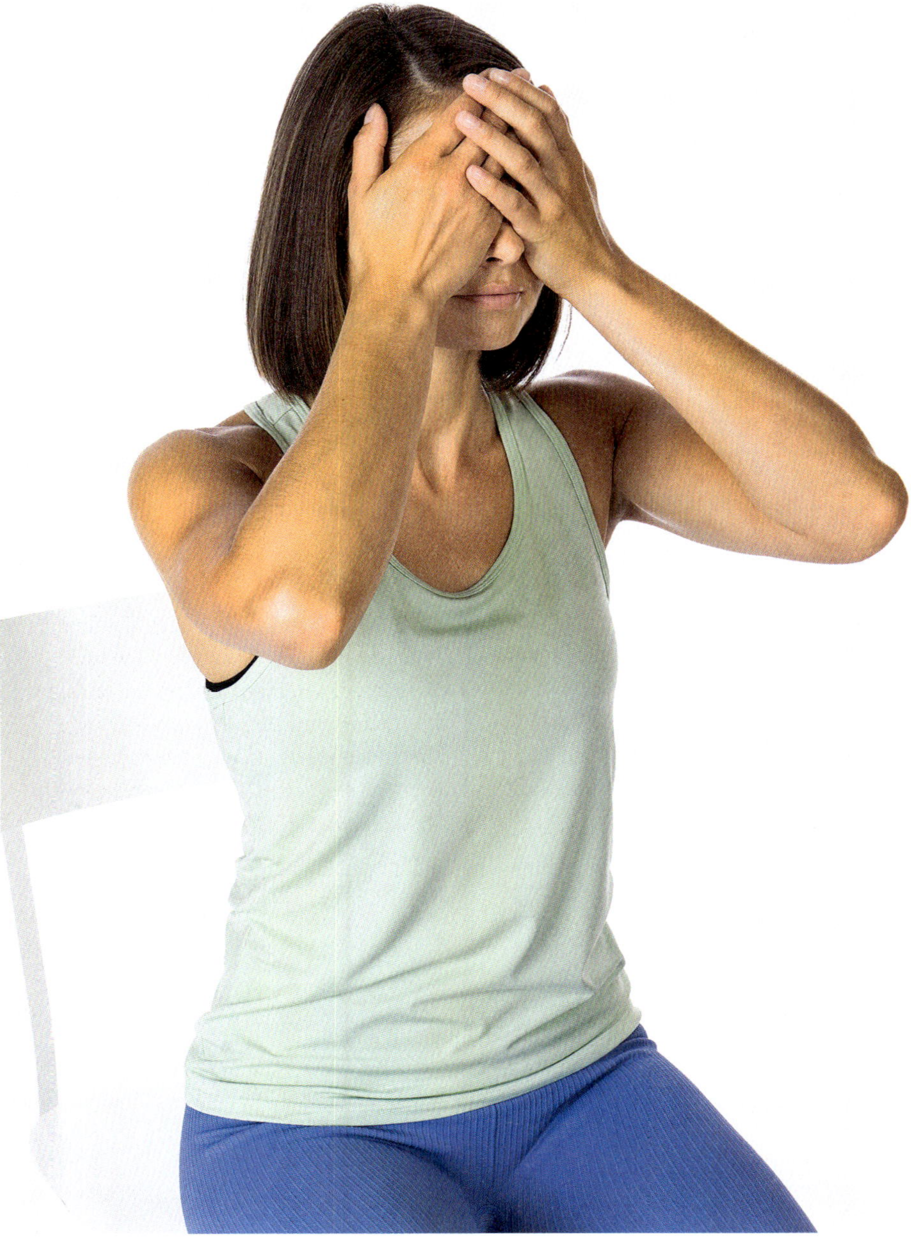

Welchen Einfluss hat die Insula?

Neben der Verarbeitung von körpereigenen Signalen spielt die Insula eine wichtige Rolle bei der Schmerzwahrnehmung und sollte beim Training berücksichtigt werden.

Ein Hirnbereich, der bei Schmerzen eine große Rolle spielt, ist die Insula. Hier wird ein Großteil der körpereigenen Signale verarbeitet. Das sind Daten über das Bewusstsein für körperliche Empfindungen und Gefühle, beispielsweise Temperatur oder Herzschlag, aber auch Hunger oder Schmerz.

Auch wenn die Insula nur etwa zwei Prozent der Gehirnmasse umfasst, ist sie an Bedeutung nicht zu unterschätzen. Sie beeinflusst nicht nur viele Handlungen, sondern ist auch entscheidend bei der Verarbeitung der Wahrnehmung. Das bezieht sich nicht nur auf die Innenwahrnehmung von Herzschlag und viszeralen Empfindungen, sondern zum Beispiel auch auf Wärme und Kälte, die Kontrolle von Blutdruck und Herzfrequenz sowie die vorausschauende Bewegungssteuerung. Dabei werden Informationen aus dem Gleichgewichtssystem ebenso integriert wie die Hand-Augen-Koordination. Auch das Schlucken und die Sprachartikulation werden hier verarbeitet. Neben der unterstützenden Regulation des Immunsystems ist in der Insula das Gefühl der Körperverantwortung, auch körperliches Selbstbewusstsein genannt, verortet. Da hier auch grundlegende emotionale Reaktionen wie Glück, Angst, Wut oder Traurigkeit verarbeitet werden, hilft sie, die Aufmerksamkeit zu lenken und aufrechtzuerhalten. Gerade bei der Beurteilung des Schmerzgrades nimmt die Insula eine entscheidende Rolle ein.

Es gibt also kaum einen Prozess, in den die Insula nicht involviert ist. Je kla-

Wärme hilft gegen Bauchschmerzen

»*Eine Jugendliche hat Bauchschmerzen. Es zwickt schon den ganzen Tag und sie fühlt sich nicht wohl. Intuitiv macht sie sich eine Wärmflasche und legt sich mit der Wärmflasche auf dem Bauch auf das Sofa. Die Wärme durchdringt ihren Körper und ihre Beschwerden nehmen ab.*«

rer und besser hier die Informationen miteinander kombiniert werden, desto genauer kann das Gehirn den eigenen Zustand vorhersagen und entscheiden, ob der Körper sich in Gefahr befindet. Und genau deswegen gilt die Insula als Schlüssel zu Gesundheit und Wohlbefinden. Denn sollte es hier zu Fehlinterpretationen oder Verschaltungsproblemen kommen, kann sich das auf all diese Prozesse auswirken und damit Dysfunktionen, Krankheiten oder Unwohlsein auslösen. Im Umkehrschluss bedeutet es jedoch auch, dass durch Übungen, die diesen Bereich gezielt ansprechen, eine Aktivierung erfolgen und die Informationsqualität verbessert werden kann.

Kommt es zu einer fehlerhaften Interpretation, kann das sowohl zu Überreaktionen als auch zu verringerten Reaktionen führen. Vergleicht man das mit einer Waage – denn der Körper sollte immer in dynamischer Balance sein –, neigt sich die Waage dann zu weit zu einer der beiden Seiten: zu viel Aktivierung oder zu wenig.

Bei der Übermittlung aufsteigender Informationen aus dem Körper an das Gehirn, genauer an die Insula, spielt der Vagusnerv eine große Rolle. Er leitet Informationen weiter, die von Rezeptoren aufgenommen wurden. So werden viele Informationen über lebensnotwendige Körperfunktionen vom Körper zum Gehirn gesendet. Er hat auch eine entscheidende Funktion im parasympathischen Nervensystem und sendet Informationen vom Gehirn absteigend an die Organe.

Bei der Schmerzverarbeitung verbindet die Insula die kognitiven und emotionalen Informationen. Ein wichtiger Aspekt im Training ist es daher, sich mit voller Aufmerksamkeit den Übungen zu widmen. Wenn du die Übungen nur nebenbei machst, während der Fernseher läuft, du einen Podcast hörst und Essen kochst, werden sie eine geringe Wirkung entfalten. Den eigenen Körper zu beobachten und wahrzunehmen, ist entscheidend.

Summen

Ausgangsposition: Stelle oder setze dich aufrecht hin. Versuche, entspannt zu sein, und achte darauf, ob und, wenn ja, wo du Verspannungen und Schmerzen spürst.

Ausführung: Lass deinen Mund geschlossen, sodass sich die Lippen leicht berühren. Fange nun an zu summen. Versuche dabei, möglich tief zu summen und den Ton auf einer Höhe zu halten. Nimm die Vibration wahr, die sich durch das Summen im gesamten Brustkorb ausbreitet. Achte darauf, deinen Schulter-Nacken-Bereich locker zu lassen.

Endposition: Stelle oder setze dich wieder aufrecht hin. Versuche, entspannt zu sein, und achte darauf, ob und, wenn ja, wo du Verspannungen und Schmerzen spürst.

Varianten und Tipps: Du kannst eine Hand an deinen Kehlkopf legen, um das Summen deutlicher zu spüren. Wenn es dir angenehm ist, kannst du den Kehlkopf mit den Fingern und dem Daumen leicht nach rechts und links bewegen. Als Steigerung kannst du versuchen, die Tonhöhe beim Summen zu variieren und einen gleichmäßigen Übergang vom tiefen zum hohen Ton und zurück hinzubekommen.

Wiederholungen: Versuche, 2 Minuten lang zu summen und zwischen den einzelnen Durchgängen entspannt durch die Nase ein- und auszuatmen.

Wirkung: Das Summen aktiviert unter anderem den neunten Hirnnerv durch die Schwingung im Rachenraum und damit parasympathische Anteile. Durch das bewusste und tiefe Atmen während des Summens wird die Sauerstoffversorgung verbessert. Außerdem wird über Hormonkreisläufe der Stresspegel reduziert. Die Wirkmechanismen sind hierbei wie die bei der verlängerten Ausatmung (Seite 76).

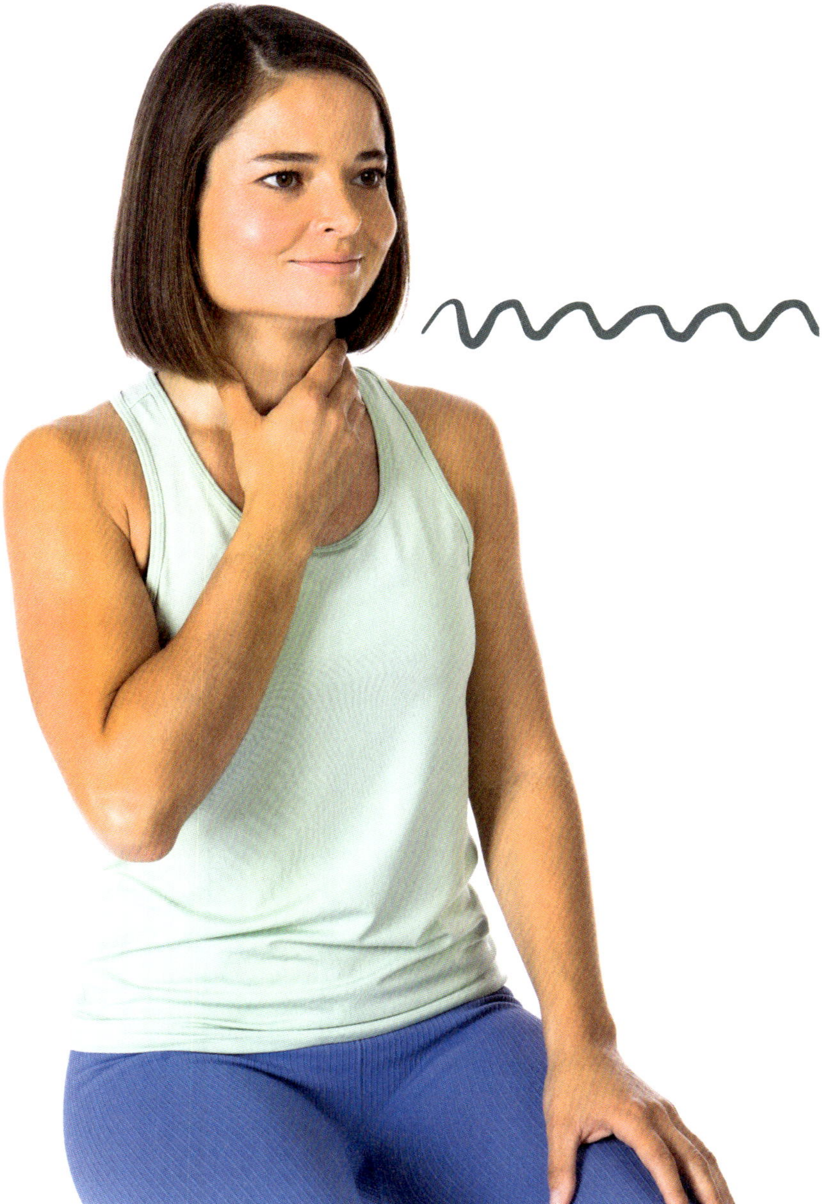

Gurgeln

Ausgangsposition: Setze dich aufrecht hin. Versuche, entspannt zu sitzen, und achte darauf, ob und, wenn ja, wo du Verspannungen und Schmerzen spürst.

Ausführung: Nimm einen Schluck Wasser in den Mund. Lege deine Kopf so weit nach hinten in den Nacken, wie es für dich angenehm ist. ❶ Fange dann an zu gurgeln. Versuche dabei, möglichst lange zu gurgeln und einen tiefen Ton dabei zu erzeugen. Achte darauf, wie sich das Gurgeln verändert, wenn du mit der Öffnung deines Mundes spielst. Gehe nur so weit, wie es sich für dich angenehm und sicher anfühlt.

Endposition: Setze dich wieder aufrecht hin. Versuche, entspannt zu sitzen, und achte darauf, ob und, wenn ja, wo du Verspannungen und Schmerzen spürst.

Varianten und Tipps: Strecke den Kopf nur so weit nach hinten, wie es dir angenehm ist. Mehr Sicherheit bekommst du, wenn du deinen Kopf mit leichtem Druck einer Hand stützt. ❷ Als Steigerung kannst du probieren, mit der Tonhöhe zu spielen und die Töne höher und tiefer werden zu lassen.

Wiederholungen: Versuche, 2 Minuten lang zu gurgeln. Wenn du zwischendurch das Wasser ausspucken oder herunterschlucken musst, ist das in Ordnung.

Wirkung: Durch Gurgeln wird ebenfalls der neunte Hirnnerv erregt und der Parasympathikus aktiviert. Die Schwingungen im Mund- und Rachenraum entspannen außerdem die Zungen- und Rachenmuskulatur sowie die Kiefermuskulatur. Die Wirkmechanismen sind hierbei wie die bei der verlängerten Ausatmung (Seite 76).

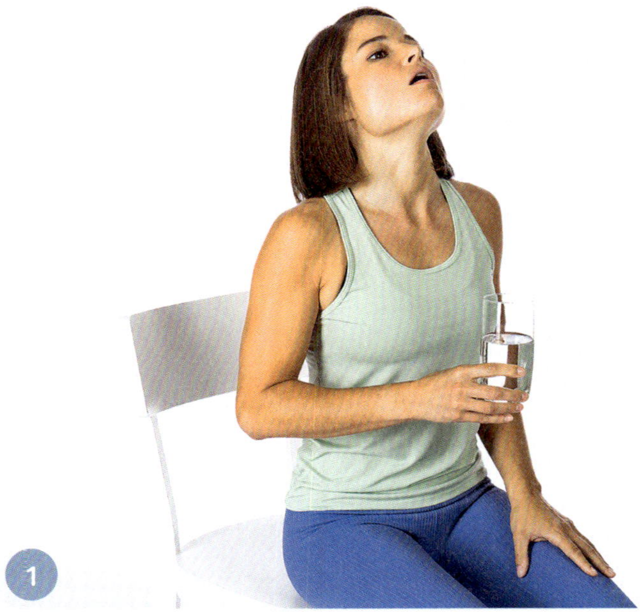
1

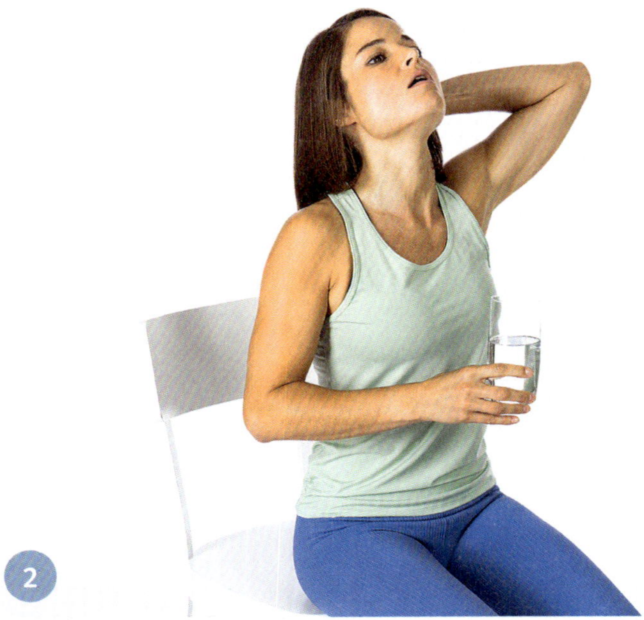
2

Zungenkreisen

Ausgangsposition: Setze oder stelle dich aufrecht hin. Achte auf eine gerade Wirbelsäule. Lass deine Schultern locker und die Hände entspannt an der Körperseite oder auf deinem Schoß.

Ausführung: Schließe deine Lippen leicht. Führe die Zungenspitze vor den Schneidezähnen nach oben Richtung Lippenbändchen. ❶ Dann wandert die Zunge im Uhrzeigersinn nach rechts ❷, dann nach unten vor die unteren Schneidezähne ❸ und über die linke Seite ❹ wieder nach oben. Beschreibe mit der Zunge vor den Schneidezähnen langsame Kreise. Beginne mit kleiner Bewegung und lasse dann die Kreise Runde für Runde größer werden. Führe danach die Bewegung gegen den Uhrzeigersinn durch.

Endposition: Atme noch einmal entspannt durch die Nase ein und aus und spüre nach, wie sich dein Körper nun anfühlt.

Varianten und Tipps: Spüre, wie sich die Zunge und damit auch die umliegende Kiefermuskulatur entspannt. Versuche, nur die Zunge und nicht den Kiefer zu bewegen. Du kannst die Übung intensivieren, indem du die Geschwindigkeit steigerst oder reduziert. Probiere die Übung einmal ganz schnell und anschließend in Zeitlupe aus.

Wiederholungen: Starte pro Seite mit 3–5 Wiederholungen und steigere dich stetig. Ziel sollte sein, dass du 30 Wiederholungen schaffst, ohne eine große Anstrengung zu spüren.

Wirkung: Diese Übung trainiert deine Zunge. Die Zunge ist nicht nur für die Stabilität deiner Wirbelsäule und deine Kopfposition zuständig, sondern spielt auch eine entscheidende Rolle bei der Atmung, der Nahrungsaufnahme und der Kommunikation. Zudem wirkt sich die Zungenspannung auf deinen Kiefer und Nacken aus und kann hier Spannungen abbauen. Da die Zunge nicht nur vom Vagusnerv im hinteren Zungenabschnitt durchzogen wird, sondern auch vom Zungen-Rachen-Nerv und dem Trigeminusnerv, aktiviert die Übung viele Bereiche im Gehirn, die an der Schmerzmodulation beteiligt sind.

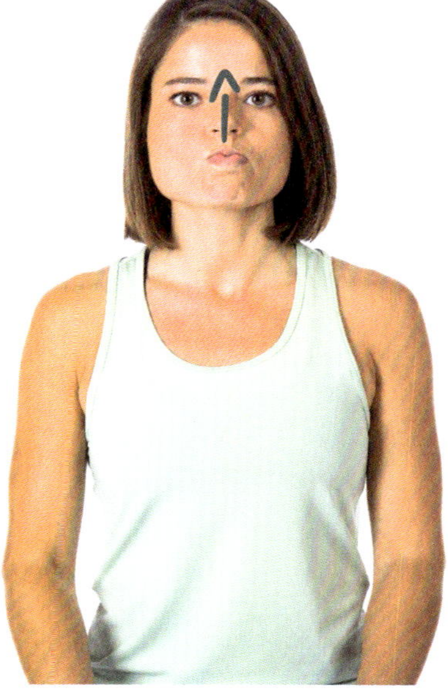

1

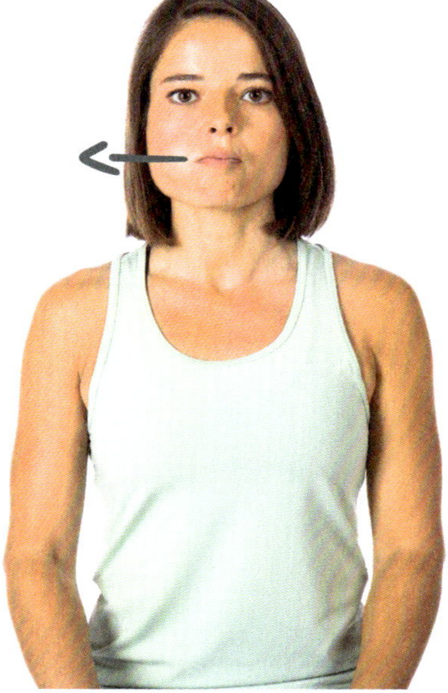

2

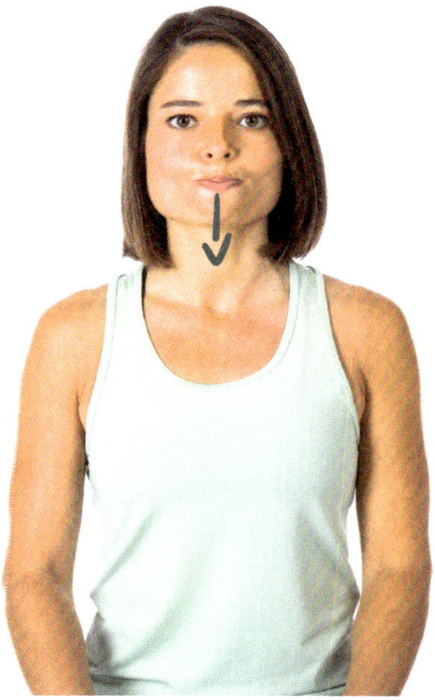

3

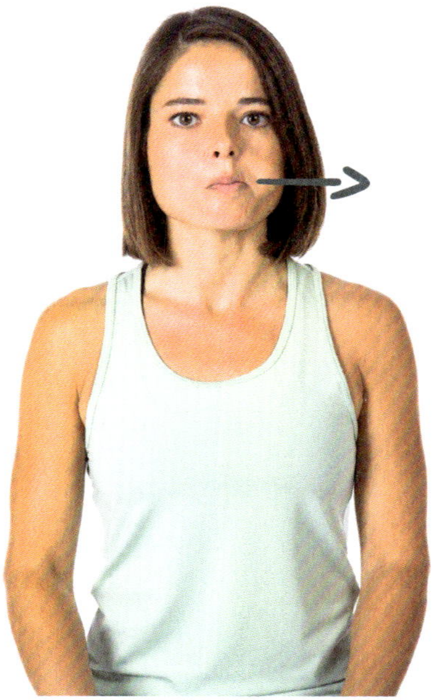

4

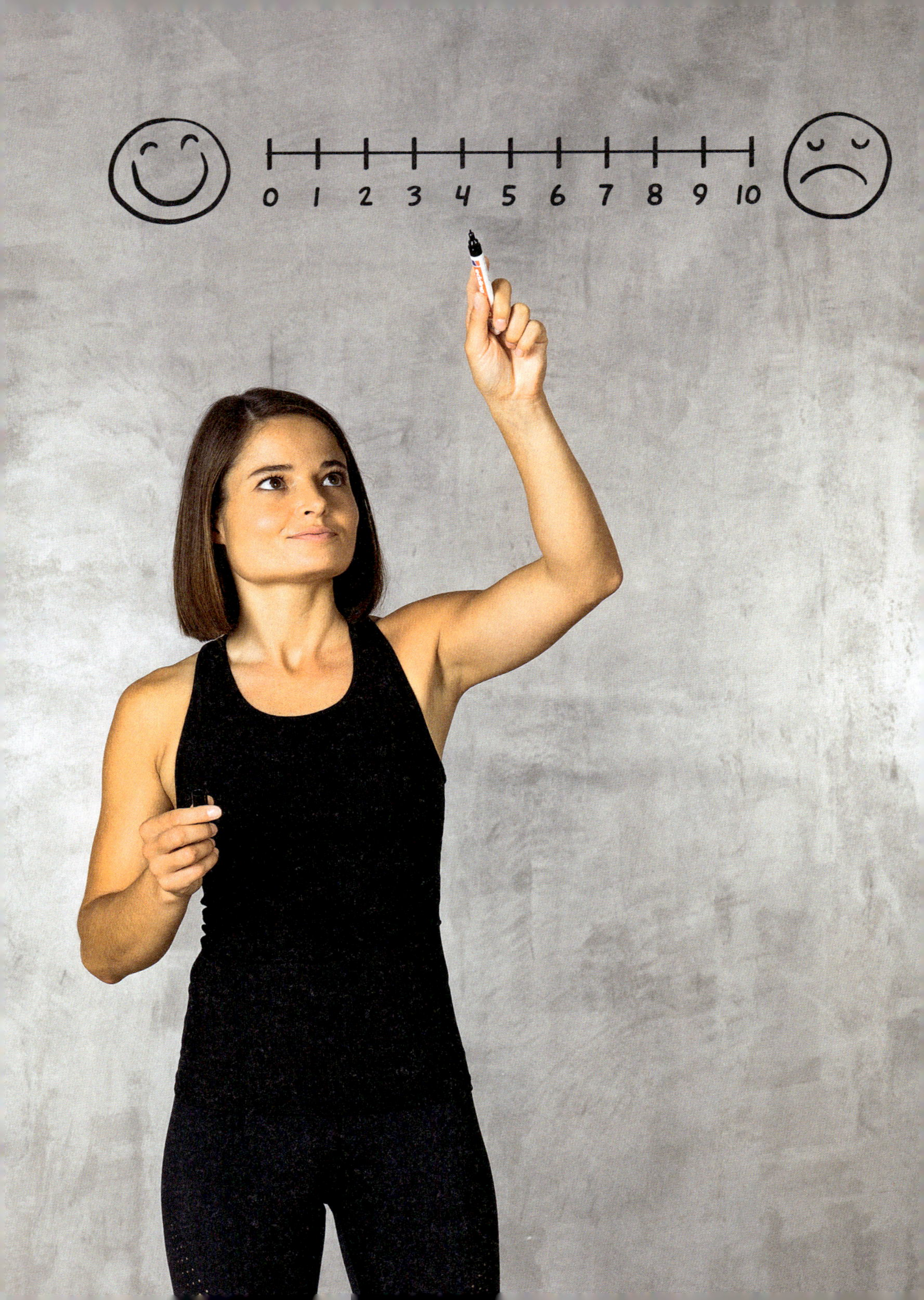
0 1 2 3 4 5 6 7 8 9 10

Schmerzen langfristig in den Griff bekommen

Wenn du dich aktiv mit deinen Schmerzen beschäftigst, kannst du viel erreichen. Dabei helfen dir körperliches Training und eine neue Sicht auf Altbekanntes.

Schmerzmanagement

Um deine Schmerzen in den Griff zu bekommen, solltest du dir konkrete und erreichbare Ziele setzen. Nimm dir etwas Zeit dafür, du wirst merken, es lohnt sich.

» Ich habe schon alles probiert, aber bei mir hilft einfach nichts! «

Diesen Satz höre ich immer wieder von Betroffenen. Und in der Tat haben sie schon vieles probiert, natürlich nicht alles – dafür reicht unsere Lebenszeit nicht aus. Was mir dabei immer wieder auffällt, ist die Ungeduld der Menschen. Ich weiß, wovon ich spreche, denn ich habe das selbst schon durchgestanden. An einem Tag habe ich Dehnen probiert, am anderen Massage, dann wieder Wärme und am nächsten Tag Kälte. Jeden Tag neue Dinge auszuprobieren, ist zwar verständlich, aber nicht immer sinnvoll.

Im Training fokussiere ich mich mit den Schmerzgeplagten daher anfangs ganz bewusst auf kleine Übungen, die eine Verhaltensänderung bewirken und niedrigschwellig zu Verbesserungen führen. Erst einmal geht es immer darum, dass der Körper mehr Sicherheit bekommt, und darauf bauen wir Schritt für Schritt auf.

Ungeduld führt oft dazu, dass man den eigenen Körper überfordert oder sich gar nicht die Zeit nimmt, darauf zu achten, was mit dem Körper eigentlich geschieht. Die Ernährung umzustellen, beispielsweise mehr Gemüse und weniger Fertigprodukte zu essen, ist erst einmal Stress für den Körper. Er bekommt neue Daten, die er verarbeiten muss. Auch wenn das langfristig gesünder sein kann, ist es möglich, dass der Körper vier bis acht Wochen benötigt, um sich an die neue Ernährung zu gewöhnen.

Neue Übungen im Training oder in der Therapie, die man vorher noch nicht gemacht hat, bedeuten oftmals ungewohnte Bewegungsabläufe, die neu bewertet werden müssen. Das kann tatsächlich erst einmal zu Veränderungen bis hin zu Verschlechterungen führen. Ist man dann übermotiviert, schießt man oft über das Ziel hinaus.

Im ersten Teil des Buches hast du die anatomischen und physiologischen Zusammenhänge von Schmerzen kennengelernt, die du brauchst, um Schmerzen zu verstehen (Seite 12). Im zweiten Teil hast du über unterschiedliche Übungen Zusammenhänge erfahren und deinen Körper trainiert (Seite 52). Nun geht es darum, langfristig wieder Vertrauen in dich und deinen Körper aufzubauen.

Wichtig im Umgang mit Schmerzen ist es, ein Ziel zu haben. In jeder Trainingsstunde, in jedem Projekt, bei jedem Spiel gibt es ein Ziel. Dieses Ziel für sich selbst zu definieren, fordert viele heraus. Mitunter ist der Schmerz über Jahre selbst zum Lebensziel oder zumindest zum lebensbestimmenden Faktor geworden.

Und was bleibt, wenn der Schmerz geht? So banal diese Frage klingen mag, sie ist entscheidend, wenn man sich langfristig mit den Schmerzen auseinandersetzen möchte und sie bewältigen will. Wie sieht das Leben ohne Schmerzen aus? Warum willst du die Schmerzen loswerden? Woran hindern sie dich konkret? Je mehr Gedanken du dir darüber machst und je klarer deine Vorstellung ist, um so besser. Es kann hilfreich sein, das aufzuschreiben, um die eigenen Vorstellungen zu sortieren.

Die SMART-Formel

Um die eigenen Ziele besser greifen zu können, kann es helfen, mit der SMART-Formel zu arbeiten. Sie dient dazu, Ziele ganz konkret zu formulieren. Dabei steht SMART für die Anfangsbuchstaben der jeweiligen Kriterien: spezifisch, messbar, attraktiv, realistisch, terminiert.

Dein Ziel ist spezifisch, wenn du es genau beschreiben kannst. Wie würde dein Leben ohne Schmerzen aussehen? Was würdest du konkret anders machen? Welche Lebensbereiche würde es beeinflussen?

Dein Ziel sollte messbar sein. Da man Schmerz bisher schwer messen kann, könntest du die BORG-Skala verwenden und für dich jeden Tag messen, auf welchem Level von 0 bis 10 (0: kein Schmerz, 10: schlimmster vorstellbarer Schmerz) du dich befindest und ob sich das im Laufe des Tages verändert.

Dein Ziel ist attraktiv für dich, wenn es genau auf dich und deine Bedürfnisse zugeschnitten ist. Was genau ist deine Motivation? Warum willst du die Schmerzen loswerden? Viele möchten wieder einen unbeschwerten Alltag leben – aber was genau bedeutet das individuell für dich? Deine Kinder wieder schmerzfrei hochzuheben? Deiner Arbeit ohne Einschränkungen nachzugehen? Deinem Körper bedingungslos zu vertrauen? Was motiviert dich, jeden Tag wieder daran zu arbeiten?

Dein Ziel ist realistisch, wenn es dich zwar fordert, aber nicht überfordert. Unter den gegebenen Umständen muss es für dich erreichbar sein. Dabei darfst du gern ambitioniert sein und dich an bisherigen Erfahrungen orientieren.

Dein Ziel braucht einen Termin. Setze dir ein klares Datum, bis zu dem du das Ziel erreichen möchtest. Denn nur, was in deinem Kalender steht, findet auch statt. Wenn du beispielsweise mehr Bewegung in deinen Alltag einbauen möchtest, trage dir in den Kalender Tag für Tag ein, wann du das machen wirst. Damit berücksichtigst du Tag für Tag deine Prioritäten und kommst deinem Ziel Schritt für Schritt, Tag für Tag näher.

Ehrlicherweise fand ich es anfangs sehr schwer, mir mein eigenes Ziel zu definieren, diese Kriterien durchzugehen und festzuhalten. Wenn du also gerade etwas distanziert bist und die Idee nicht sofort freudestrahlend umsetzen willst, kann ich das verstehen. Nach meiner Arbeit in über 6 000 Sessions kann ich dich jedoch nur ermutigen: Gib dir die Zeit und lass dich darauf ein. Nimm dir einen Zettel und einen Stift und fülle für dich die einzelnen Kriterien aus. Dabei kann dir die Übersicht »Ziele formulieren mit der SMART-Formel« (Seite 123) helfen. Die bewusste Auseinandersetzung damit zeigt dir, was du selbst aktiv machen kannst.

Hast du dein Ziel erst einmal notiert und für dich sortiert, bist du bereits einen großen Schritt weiter. Das Arbeiten an dir und deinen Schmerzen ist ein persönliches Wachsen. Es wird ein fortlaufender Prozess sein, der immer wieder Arbeit bedeutet und deine Aufmerksamkeit und Energie einfordert. Er wird dich jedoch auch auf neue Wege führen und dir neue Chancen und Optionen aufzeigen. Bewahre dir also die Neugierde und den Mut, dich immer wieder darauf einzulassen.

Durch Training die Leistungsfähigkeit erhöhen

Meine Hauptmotivation zum Training ist es, die körperliche Leistungsfähigkeit zu verbessern. Unter Leistungsfähigkeit verstehe ich aber weit mehr, als schneller, höher und weiter zu kommen. Welche Leistung du auch immer in deinem Alltag erbringst, ob im Privatleben oder im Beruf, ob für dich, deine Familie, Freunde oder die Gesellschaft – Leistungsfähigkeit kann vieles bedeuten, zum Beispiel den Spagat zwischen Arbeit und Freizeit zu meistern, genug Energie für deine Bedürfnisse und die deiner Umwelt aufzubringen. Wie auch immer dein Alltag aussehen mag, in deinem eigenen Leben lieferst du jeden Tag Höchstleistungen ab. Ich sehe den Ansatz von Training darin, diese Leistungen zu verbessern und es dir und deinem Körper einfacher zu machen. Nicht mehr, aber auch nicht weniger.

Denn es ist dein Leben, dein Körper und dein Alltag. Und nur du kannst dich, dein Leben und deinen Körper verändern. Auf dem Weg können dich Trainerinnen, Therapeuten, Ärztinnen und andere Experten natürlich begleiten. Die aktive Arbeit kann dir aber niemand abnehmen. Und darin liegt eine große Chance. Denn du kannst jeden Tag von neuem beginnen, dich zu verändern. Bis zu dem Moment, in dem wir sterben, ist unser Körper in der Lage, sich umzubauen und zu verändern. Es ist also nichts in Stein gemeißelt. Im Gegenteil: Wir sind veränderbar. Schmerz ist veränderbar.

Dabei wird entscheidend sein, dass du Geduld und Ausdauer aufbaust. Und genau dafür solltest du wissen, was du willst und liebst. Denn daraus kannst du die Energie ziehen, deinen Körper Schritt für Schritt besser zu verstehen und ihm wieder zu vertrauen. Durch bewusstes Üben kannst du dann nach und nach dieses Vertrauen ausbauen. Vermutlich wirst du an manchen Stellen auch lernen, dass Scheitern und Rückschritte zum Leben dazugehören, und dich immer wieder neu herausfordern, deinen Körper achtsam zu fordern und zu fördern.

Um dich nicht zu überfordern, sind anfangs besonders geringe Intensitäten geeignet. Die Intensität deines Trainings kannst du dann immer an deine aktuelle Situation anpassen. Wenn du Erholung benötigst, gönnst du dir Erholung. Wenn du das Training steigern kannst, erhöhst du die Intensität. Dabei geht es sowohl um die körperliche als auch um die mentale Intensität. Du musst nicht immer die Wiederholungen steigern. Allein die mentale Energie, die du aufbringst, um die Übungen mit großer Achtsamkeit auszuführen, ist bereits eine Steigerung der Intensität. Das bewusste Spüren und Wahrnehmen ist besonders am Anfang viel entscheidender als die Wiederholungen und die Dauer.

Was bedeutet Schmerzmanagement?

Schmerzmanagement findet klassisch nur im medizinischen Kontext statt. Es umfasst Schmerzeinschätzung, Therapieplanung sowie die Umsetzung und Verlaufskontrolle der Therapie. Dabei werden mittlerweile immer physische, psychische und soziale Faktoren berücksichtigt. Man spricht daher auch von multimodalen Therapieansätzen.

Was mir persönlich bei all diesen Ansätzen fehlt, ist der Alltagstransfer, die Anwendbarkeit und vor allem die Befähigung, Tag für Tag selbst aktiv mitzuwirken. Ich glaube, dass man damit sehr viel Potenzial verschenkt. Denn zumindest ich wollte in meinen akuten Schmerzphasen nicht nur behandelt und gemanagt werden, sondern selbst in mein

Management eingreifen. Ich bin schließlich keine Akte oder ein Prozess, den man verwaltet und optimiert, sondern ein Mensch mit Bedürfnissen, Gefühlen, Ängsten und Schmerzen. Und je mehr ich mich mit dem Thema auseinandersetze, umso faszinierter bin ich.

In unserer Kindheit haben wir gelernt, dass Schmerz etwas Schlechtes ist, das wir loswerden wollen. Aber wollen wir unsere eigene Alarmanlage wirklich loswerden? Oder sollten wir lieber lernen, wie wir smart mit ihr umgehen? Mein Opa hat beispielsweise immer sehr schlau reagiert, wenn meine Schwestern oder ich uns verletzt haben: »Zeig mal her. Das wird schon wieder. Bis du groß bist, ist das wieder verheilt. Und bis dahin pusten wir beide einmal und machen weiter. Du wirst sehen, bei der Arbeit merkst du den Schmerz gar nicht mehr.« Meistens war das im Garten, wenn wir beim Spielen ungünstig gefallen sind, uns bei der Gartenarbeit mit einem Messer oder einer Schere geschnitten haben, vom Rechen eine Blase an den Händen hatten oder wir uns einen Splitter eingezogen hatten. Opa hat uns also Aufmerksamkeit geschenkt, uns ernst genommen und gleichzeitig relativiert und erklärt, dass es wieder heilen wird. Und er hat uns abgelenkt und motiviert, weiterzumachen und aktiv zu bleiben oder zu werden.

Ich glaube nicht, dass Opa die Schmerzneuromatrix kannte. Er wusste aber intuitiv, was zu tun war und dass man Schmerz verändern kann. Im Performance Training unterscheide ich beispielsweise bewusst, wer mein Gegenüber ist. Bei Leistungssportlern muss man mit Schmerzen anders umgehen als bei Amateur- oder Nichtsportlern. Leistungssportler sind sich dessen bewusst, dass sie Raubbau am eigenen Körper betreiben. Es ist Teil ihres Sports und Lebens, dass sie über ihre Belastungsgrenzen hinausgehen. In gewisser Weise müssen sie im Training lernen, den Schmerz auszuhalten, mit ihm umzugehen und ihre Schmerztoleranzschwelle zu erhöhen. Das bedeutet, dass die Schmerzsensibilität sinkt, also die Person Schmerzen besser tolerieren kann und den Schmerz erst bei einer höheren Bedrohung wahrnimmt. Man spricht dann von Schmerzassoziation und achtet im Training darauf, wie sich der Schmerz anfühlt, wie er Teil des Körpers wird und man mit dem Schmerz verschmilzt, um ihn dann zu verändern.

Wenn man allerdings kein Leistungssportler ist, ergibt es meiner Meinung nach keinen Sinn, in den Schmerz zu gehen oder gar in den Schmerz zu trainieren. Da Schmerz eine Aufforderung zur Verhaltensänderung ist, musst du lernen, die Schmerztoleranzschwelle zu erkennen und schon vorher die Belastung zu verändern. Generell achtet man dann eher darauf, den Schmerz als eine Form oder Farbe wahrzunehmen, aber nicht als Teil des eigenen Körpers, und versucht ihn dann zu verändern. Durch diese Techniken kann man lernen, den Schmerz besser zu verstehen und die damit verbundenen Emotionen zu beschreiben. Indem man die Emotionen bewusst wahrnimmt und benennt, schult man sich im Umgang mit ihnen.

Es gibt immer mehr neue Ansätze zur Bewältigung von Schmerzen. Du hast mittlerweile durch unterschiedliche Übungen schon eine Vielzahl von Optionen, deinem Körper mehr Informationen zu geben.

Man muss jedoch auch realistisch sagen, dass Schmerz zum Leben dazugehört. Als Warnsignal schützt er uns und bewahrt uns vor Bedrohungen. Wenn dieser Schutzmechanismus allerdings zu sensibel reagiert, wird bereits Alarm ausgelöst, wenn die Bedrohung noch gar nicht signifikant ist.

Dann kann man sich unterschiedlichen Methoden des modernen Schmerzmanagements widmen. Im Folgenden erkläre ich dir an ein paar Beispielen, wie du das für dich nutzen kannst.

Schmerz beschreiben

Setze oder stelle dich bequem hin und nimm dir ein paar Minuten Zeit. Überlege dir, wie sich der Schmerz gerade in diesem Moment anfühlt. Versuche ihn möglichst detailliert zu beschreiben. Atme bewusst durch die Nase ein und aus und achte auf die Signale, die dir dein Körper sendet.

Wie beschreibst du den Schmerz?

- Wo ist er? Strahlt er aus?
- Wie fühlt er sich an?
- Womit kannst du ihn vergleichen?

Nimm dir Zeit und denke nach, um die Beschreibung möglichst genau zu formulieren. Ist er brennend oder pochend, stechend oder kribbelnd, piekend oder ziehend, pulsierend oder drückend, hell oder dumpf, krampfend oder elektrisierend?

Allein dadurch, dass du Begriffe oder Wörter für den Schmerz findest und dich auf der kognitiven Ebene damit auseinandersetzt, bekommt das Gehirn zusätzliche Informationen und das neuronale Netzwerk verzweigt sich neu und lernt hinzu. Das führt wiederum dazu, dass das Gefühl der Bedrohung und die Angst vor dem Schmerz geringer werden. Denn was man beschreiben und benennen kann, ist besser vorhersagbar und auswertbar. Und was das Gehirn besser auswerten kann, ist automatisch weniger bedrohlich.

Schmerz visualisieren

Auch durch die Visualisierung kannst du den Schmerzen ihre Bedrohung nehmen.

Vergrößern und Verkleinern: Stelle dir deinen Schmerz als eine Form vor, zum Beispiel ein Kreis, ein Viereck oder eine andere Form. Und dann stellst du dir vor, dass du diese Form in der Größe veränderst. Du kannst sie überdimensional großziehen oder winzig verkleinern.

Verfärben: Oder stelle dir deinen Schmerz als eine Farbe vor. Wähle dafür intuitiv eine Farbe, die sich für dich passend anfühlt. Nun verändere die Farbe. Dabei kannst du die Farbe heller bis hin zu durchsichtig werden lassen. Oder du veränderst die Farbe zu deiner Lieblingsfarbe und kombinierst den Schmerz dabei mit einer positiven Vorstellung.

Verschwimmen oder Wegradieren: Stelle dir deinen Schmerz als eine Form vor. Und nun verändere die Form, indem du sie verschwimmen lässt. Du kannst dir auch vorstellen, dass du einen Radiergummi nimmst und damit den Schmerz wegradierst.

Indem du die Größe oder Farbe deines vorgestellten Schmerzes veränderst, wird auch der Schmerz für dich veränderbar und du nimmst bewusst Einfluss auf die Schmerzen. Die Bewertung des Schmerzes verändert sich dadurch.[10]

Die Technik der Visualisierung nutzt hierbei positive psychologische Faktoren bei der Schmerzerfahrung. Spüre in deinen Körper hinein und nimm bewusst wahr, wie sich dein Schmerz verändert und was mit deinem Körper passiert. Du kannst die Übungen im Liegen, Sitzen oder Stehen durchführen. Wie bei jedem Trainingsansatz braucht es etwas Übung, bis es sich natürlich anfühlt. Mittlerweile haben sich sogar digitale Gesundheitsanbieter auf diesen Ansatz fokussiert und eröffnen immer mehr Schmerzpatienten die Chance, eigene Interventionen zu Hause durchzuführen.[11]

Relationsübung

Du kennst vermutlich die Schmerzskala, auf der du von 0 bis 10 deine subjektive Schmerzwahrnehmung angeben kannst. 0 steht dabei für keine Schmerzen und 10 für die stärksten vorstellbaren Schmerzen. Diese Skala gibt es sowohl mit Ziffern als auch mit abgebildeten symbolischen Gesichtern, die anhand des Gesichtsausdruckes die Intensität abbilden. Ein Lächelnd entspricht dabei 0 (keine Schmerzen) und ein trauriges Gesicht 10 (die am stärksten vorstellbaren Schmerzen). Ebenso lassen sich die Schmerzen anhand der Ampelfarben abbilden. Dann entspricht Grün der Schmerzfreiheit und über Gelb färbt sich die Skala bis ins Rote, was dann wieder den am stärksten vorstellbaren Schmerzen entspricht.

Du kannst diese Skala jeden Tag nutzen, um deine Schmerzen zu messen. Das hilft dir zum Beispiel, wenn du ein messbares Ziel erreichen möchtest. Schau dir deinen tagesaktuellen Wert an und erkläre dir selbst, warum es dieser Wert ist und nicht ein höherer Wert. Viele Schmerzgeplagte sind anfangs irritiert, wenn ich sie frage, warum sie den Schmerz mit 6 angeben und nicht mit 8. Darauf fangen sie an, sich zu rechtfertigen, dass es bei 8 deutlich schlimmer sein müsste. Dann könnten sie vermutlich nicht richtig sitzen oder stehen oder laufen, könnten sich nicht selbst fertig machen, bräuchten mehr Schmerzmittel.

Bei dieser Übung setzt du deine aktuelle Situation ins Verhältnis zu einer schlechteren Situation. Dadurch rechtfertigst und argumentierst du aktiv und optimistisch. Statt dir bewusst zu machen, was alles nicht geht, drehst du den Spieß um und machst dir klar, was du alles kannst. Es geht dabei nicht darum, den Schmerz nicht ernst zu nehmen oder kleinzureden. Im Gegenteil: Es geht darum, sich realistisch einzuschätzen, den Schmerz zu messen und spezifisch zu beschreiben.

Bereits die Angabe von Schmerzen auf einer Skala bedeutet eine Technisierung des Schmerzes. Denn um über den Schmerz zu reden, ist es notwendig, dass man ihn objektiviert und externalisiert (nach außen verlagert und kommuniziert).[12] Wenn du also beispielsweise auf einer Skala von 0 bis 10 festlegst, wie intensiv du den Schmerz wahrnimmst, kannst du mit anderen darüber sprechen, wie intensiv er ist und ob er sich im Laufe der Zeit verändert.

Neben der Kommunikation mit anderen ist es besonders wichtig, dass du deine Schmerzen genau beobachtest. Schwankt der Schmerz im Laufe des Tages? Beeinflussen bestimmte Tätigkeiten dein Wohlbefinden? Wirkt sich ein Umgebungswechsel in irgendeiner Weise auf deine Schmerzen aus?

Mit diesen Informationen kannst du dann deinen Alltag selbstbestimmter gestalten. Wenn dir beispielsweise ein kurzer Spaziergang an der frischen Luft Erleichterung verschafft, eine lange Wanderung hingegen Schmerzen bereitet, kannst du das beim nächsten Mal berücksichtigen und Pausen einlegen.

Schmerzskala

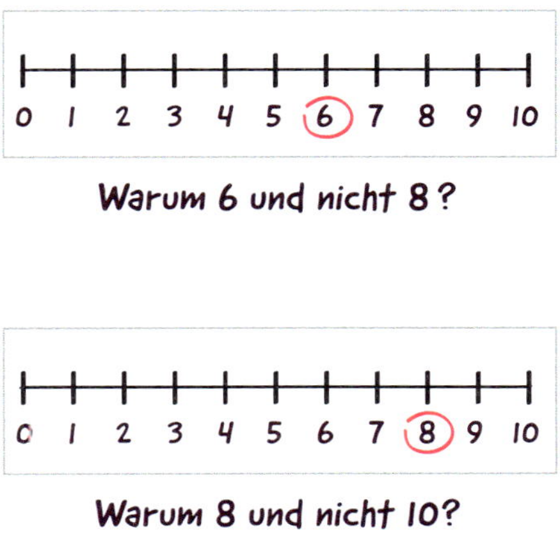
0 1 2 3 4 5 6 7 8 9 10
Warum 6 und nicht 8?
0 1 2 3 4 5 6 7 8 9 10
Warum 8 und nicht 10?

Wie gelingt der Alltagstransfer?

Betrachte deinen Gefahreneimer und überlege, welchen der Inhalte du am einfachsten verändern kannst – und fang damit an. Setze dir kleine erreichbare Ziele.

Wie kannst du all diese Informationen nun in deinen Alltag integrieren? Das ist eine Frage, die ich immer wieder gestellt bekomme. Daher ist es so wichtig, dass das neue Wissen sich an die Alltagsrealität anpasst. Theoretische Modelle mögen in der Wissenschaft bedeutend sein, helfen dir aber nicht unbedingt zu verstehen, welchen Einfluss sie auf deine Schmerzen und Einschränkungen haben. Jeder Mensch hat zudem seine eigene Art, zu lernen und Neues zu verarbeiten. Während manche lesen, möchten andere den Kontext lieber von Fachleuten einsortiert erhalten, wieder andere lernen durch den Austausch und die Kommunikation. Und auch die Anknüpfung an bereits Gelerntes ist auf unterschiedlichen Ebenen möglich. Je höher dabei die Motivation ist und je mehr Vorteile aus einer Verhaltensänderung entstehen, desto fokussierter und motivierter wird das Lernen erfolgen. Sich in diesem Zusammenhang über die eigene Motivation und Zielsetzung Gedanken zu machen, ist daher entscheidend.

Und ebenso sind viele andere Faktoren entscheidend, die deinen Alltag beeinflussen. Um dir das zu verdeutlichen, stell dir noch einmal deinen Gefahreneimer (Seite 47) vor. Dieser Eimer ist gefüllt mit unterschiedlichen inneren und äußeren Einflussfaktoren. Erfahrungsgemäß sind das folgende Bereiche: Ernährung, soziales Umfeld, familiäre Situation, berufliches Umfeld, Bildung, Atmung, Schmerzerfahrungen aus der Vergangenheit, Bewegung und Bewegungsqualität, Stress, Verletzungen, Lebenseinstellung, aber auch Umweltfaktoren wie Wetter, Lärm oder Lichtverhältnisse.

Betrachte deinen Gefahreneimer

Dein Körper ist in der Lage, diese Faktoren ziemlich lange auszugleichen. Sicherlich bist du selbst manchmal überrascht, wie viel du in gewissen Situationen aushalten kannst. Allerdings sammeln sich all diese Faktoren im Gefahreneimer an. Wenn er voll ist, ist ein Level an Stress und Gefahr erreicht, dass dein Gehirn entscheidet, den Körper zu schützen. Und das effektivste Mittel, den Körper vor Gefahr zu warnen, ist Schmerz.

Was kannst du also tun, um im Alltag deinen Gefahreneimer zu berücksichtigen? Zunächst denke daran: One size does not fit all – es gibt keine allgemeingültige Antwort.

Jeder Mensch ist einzigartig und so ist es auch beim Umgang mit Schmerz. Schau dir deinen Gefahreneimer an und überlege, womit du am einfachsten eine positive Veränderung erreichen kannst. Ist es deine Ernährung? Ist es mehr Bewegung? Ist es dein berufliches Umfeld? Ist es dein privates Umfeld? Sind es deine Augen? Dein Gleichgewicht?

Oftmals entstehen Schmerzen, weil viele Faktoren, die den Gefahreneimer füllen, nicht ausreichend oder in guter Qualität vorhanden sind. Schlechter oder ungenügender Schlaf nimmt dem Körper die Zeit, sich zu regenerieren, und Auf-, Um- und Abbauprozesse können nicht ausreichend ablaufen. Eine einseitige Ernährung versorgt den Körper nicht mit den nötigen Nährstoffen. Eine schwierige familiäre Situation oder Probleme bei der Arbeit belasten den Körper und erhöhen den Stresslevel.

Oftmals erlauben es eingefahrene Sichtweisen nicht, sich mit dem Schmerzkonzept zu befassen und die eigene Lebensweise kritisch zu hinterfragen. Da du dieses Buch liest, scheinst du dich aber kritisch mit deiner aktuellen Situation auseinanderzusetzen. Wie du mittlerweile weißt, ist Schmerz multifaktoriell. Das bedeutet, dass er nicht durch nur eine Veränderung beeinflusst werden kann. All die Faktoren, die deinen Gefahreneimer über Wochen, Monate und oftmals Jahre gefüllt haben, können also auch der Schlüssel zur Lösung des Problems sein.

Setze dir kleine Ziele

Entscheidend ist, niemals alle Faktoren auf einmal zu verändern. Das ist nicht nur unnötig, sondern auch unrealistisch. Stattdessen überlege für dich und deinen Alltag, an welchen Punkten du anfangen möchtest. Und dann fang mit einem kleinen Ziel an. Es kann helfen, es jeden Tag zur gleichen Zeit zwei Minuten lang zu bearbeiten.

Beispiele für kleine Ziele:

- Tausche einmal in der Woche eine Mahlzeit gegen eine gesündere Alternative. Du musst nicht sofort deine ganze Ernährung umstellen. Starte realistisch und achte darauf, wie es dir nach diesem Essen geht. Sobald du wahrnimmst, welchen Effekt gesunde Ernährung auf dein Wohlbefinden hat, gelingt dir die nachhaltige Veränderung leichter. Weniger künstliche Nahrungsmittel und Zusatzstoffe tun jedem Körper gut.
- Gönne dir jeden Tag zwei Minuten eine kleine Mini-Routine. Such dir dafür am besten jeden Tag oder jede Woche eine der Übungen aus diesem Buch aus, die dir guttut, und wechsle dann regelmäßig ab. Du musst nicht mit einem langen Workout beginnen. Im Gegenteil, kleine Veränderungen, die zu langfristigen Verhaltensanpassungen führen, sind entscheidend.
- Achte auf deine Schlafqualität, auch Schlaf ist individuell. Generell solltest du versuchen, acht Stunden Schlaf pro Nacht zu bekommen. Leg abends Handy und Laptop weg und entspanne bei einer Abendroutine vor dem Schlafengehen. Hierfür eignet sich zum Beispiel die Bauchatmung (Seite 66) oder die Zwerchfelldehnung (Seite 72). Mach die Übung zwei Minuten lang vor dem Einschlafen. So kann sich dein Körper auf den Ruhe- und Regenerationsmodus vorbereiten.
- Nimm dir zwei Minuten am Tag Zeit und achte auf deine Atmung. Wie fühlt sich die Einatmung und wie die Ausatmung an? Was nimmst du dabei wahr? Gerade im alltäglichen Chaos kannst du so immer wieder zu dir und deinen Bedürfnissen zurückkommen.
- Schaffe Raum für begünstigende Faktoren wie Zuversicht, Offenheit und gute soziale Beziehungen. Nimm dir Zeit für ein Telefonat oder Treffen mit Freunden und Familie, umgib dich mit Menschen, die dir guttun, und sei offen für neue Kontakte.

Diese Beispiele können dir als Inspiration dienen. Achte darauf, dass du dich auf ein Ziel konzentrierst. Wenn es für dich zu einer Routine geworden ist, kannst du ein anderes Ziel dazunehmen. Du sollst dich dabei wohlfühlen und nicht überfordern. Was auch immer dir am leichtesten fällt, mit dem beginnst du.

Damit du es auch wirklich umsetzt, trage es dir in den Kalender ein. Denn wie man so schön sagt: Nur was im Kalender steht, findet auch statt. Denn bereits beim Eintragen in den Kalender beginnst du damit, dieses Vorhaben zu planen und es entsprechend zu priorisieren. Manche Wissenschaftler gehen sogar so weit zu sagen, dass weder Ärzte noch Medikamente künstliche Heilung erzeugen können, sondern immer nur stärken, was bereits an Abwehrkräften vorhanden ist.[13]

Um daran anzuknüpfen, bedarf es der Achtsamkeit. Wie bereits erwähnt, kann das Gehirn nur das, was es bewusst wahrnimmt, verarbeiten. Auf die Signale des eigenen Körpers zu hören und diese wahrzunehmen, ist der erste Schritt. Besonders neue Erfahrungen und Erlebnisse, Bewegungen, Atemtechniken, Augenübungen oder ein neues Hobby bewusst und achtsam zu erleben, baut neue synaptische Verbindungen auf. Sogar jeder neue Gedanke lässt neue Synapsen entstehen.

Die dynamische Balance ist wichtig

Entscheidend wird beim Transfer in deinen Alltag sein, dass du dich nicht überforderst und nicht unterforderst. Es geht auch hier um die dynamische Balance. Das ist für die meisten meiner Trainierenden das Schwierigste, denn einerseits möchte man sich nicht noch mehr stressen und andererseits drängt einen der innere Antrieb dazu, etwas verändern zu wollen.

Doch genauso wie Schmerz ist auch Stress ein Körpersignal, das uns unterstützt und als Frühwarnsystem darauf hinweist, wenn die Balance aus Anspannung und Entspannung nicht mehr gegeben ist. Dabei ist Stress generell nichts Schlechtes. Wichtig ist vor allem, den Unterschied zwischen positivem Stress, auch Eustress genannt, und negativem Stress, sogenanntem Disstress, im Alltag zu realisieren. Jeden Morgen eine Bewegungsroutine einzubauen, kann zwar anfangs zu Stress führen, die Langzeitfolgen sind jedoch positiv und dem kurzen Belastungszustand folgt eine sofortige Erholung durch den Bewegungsimpuls. Erst die dauerhafte und wiederholte Belastung führt zu chronischem Stress und kann dauerhaft gesundheitliche Probleme verursachen.

Was kannst du im Alltag verändern?

Hier kommt es auf deine persönliche Sensibilität an. Es gibt dabei kein Richtig und Falsch. Jede Person nimmt Belastung individuell wahr. Für die eine ist es belastend, früh aufzustehen, für den anderen anstrengend, abends lange wach zu bleiben. Daher gibt es auch nicht den einen Lösungsansatz, der für alle passt. Entsprechend dem biopsychosozialen Modell kann aber jede Person für sich selbst überlegen, was sie verändern möchte.

Schaue dabei immer auf drei Ebenen:

- Körper
- Umwelt
- Emotion

Dabei kannst du den eigenen Alltag betrachten und überlegen, was du umsetzen kannst. Am einfachsten ist es, wenn du eine tägliche Routine etablierst, am besten immer zur gleichen Zeit, oder es mit einer bestehenden Routine kombinierst.

Körper:

- Tägliche Bewegung: Die Übungen in diesem Buch sind ein guter Start.
- Ausgewogene Ernährung: Saisonal und regional ist ein guter Anfang.
- Genügend Schlaf: individuell zwischen sieben und neun Stunden. Gehe schlafen, sobald du müde bist.
- Fokussierter Genuss und Lebensqualität: Tue dir regelmäßig etwas Gutes.
- Achtsame Körperpflege: Kuriere Krankheiten aus und gehe zur Vorsorge.

Umwelt:

- Pflege soziale Kontakte.
- Wähle ein unterstützendes und positives Umfeld.
- Bleibe neugierig und mutig.
- Gestalte eine bewegungsreiche Umgebung.

Emotion:

- Mach etwas, worauf du Lust hast.
- Setze dir erreichbare Ziele.
- Strebe Zufriedenheit an.
- Sei positiv und optimistisch.
- Vermeide dauerhaften Stress.
- Finde eine sinnstiftende Aufgabe.
- Genieße Wertschätzung und Anerkennung.

Diese Übersicht kannst du als Inspiration nutzen und jede Woche einen der Punkte angehen. Sicherlich gibt es Punkte auf der Liste, die dir leichter fallen, und andere, die dich herausfordern. Das ist ganz normal, denn wir alle haben unterschiedliche Stärken und Schwächen.

Überlege dir also, was deine Stärken sind, und nutze sie. Auch hier geht es immer wieder darum, dass du dir kleine und erreichbare Ziele setzt. Hilfreich kann sein, sich ein Vorbild mit ähnlichen Fähigkeiten zu suchen. Dafür kannst du dir auch jemanden an deine Seite holen, zum Beispiel in der Therapie, im Training oder im Coaching, vielleicht sogar in deinem direkten Umfeld. Oft kann genau das die Inspiration und Motivation schaffen, die einem ab und zu fehlt. Hol dir also Unterstützung, das ist keine Schwäche, sondern eine Stärke. Dann kannst du dich nämlich auch hin und wieder in eine für dich schwierige Situation begeben, die dich herausfordert, die dich vielleicht auch etwas Überwindung kostet. Falls du Bedenken hast, überlege dir: Was ist das Schlimmste, das passieren kann?

Vielleicht gefällt es dir nicht, du fühlst dich nicht wohl oder kannst nichts mit dem Neuen anfangen – auch dann hast du wieder etwas Neues über dich gelernt. Vielleicht entdeckst du dadurch aber auch neue Leidenschaften, Interessen oder Fähigkeiten.

Das Beste daran ist, dass du so deine Selbstwirksamkeit trainierst. Und das führt langfristig dazu, dass du Herausforderungen gelassener entgegentrittst. Das schafft dir mehr Selbstvertrauen und beeinflusst Tag für Tag, wie du denkst, handelst und fühlst. Und damit auch, wie du deine Schmerzen wahrnimmst.

Wie lässt sich das praktisch umsetzen?

Überlege dir genau, welches Ziel du im Alltag erreichen möchtest, und formuliere es konkret. »Ich möchte meine Schmerzen loswerden« ist kein klares Ziel, das du gut im Alltag umsetzen kannst. Viel besser ist zum Beispiel: »Ich werde jeden Morgen zehn Minuten trainieren.« Oder: »Ich werde jeden Tag einen Spaziergang machen.« Oder: »Ich werde bis Weihnachten tanzen lernen.« Nur wenn du dir genau überlegst, was dein Ziel ist, und du es erlebbar beschreibst, wirst du es auch umsetzen können.

Vielleicht fragst du dich jetzt, wie du all das in deinem Alltag unterbringen sollst. Atme einmal tief durch die Nase ein und wieder aus, lehne dich zurück und stell dir deinen morgigen Tag vor. Wann hast du die meiste Energie? Wann bist du am motiviertesten? Zu diesem Zeitpunkt solltest du dein Ziel angehen. Denn nach einem langen Arbeitstag zwischen Abendessen und Schlafengehen noch die Energie aufzubringen, deine neue Trainingseinheit zu machen, ist von vorneherein zum Scheitern verurteilt. Wenn du aber zum Beispiel morgens vor dem Duschen die nötige Energie hast, kannst du diesen Zeitpunkt gut nutzen.

Und dann ist es wichtig, dass du dich für das Training belohnst. Das ist ein Aspekt, der viel zu oft vernachlässigt wird. Um eine Verhaltensänderung zu etablieren, brauchst du einen Auslöser, der zur Routine führt und anschließend belohnt wird. Nur so wird der Auslöser wieder die Routine triggern, um wiederum belohnt zu werden.

Überlege, was für dich eine geeignete Belohnung sein kann. Vielleicht ein Spaziergang, eine gute Tasse Tee, ein frischer Saft oder Smoothie, ausgewogenes Essen, eine neue Sportart, ein heißes Bad oder ein Saunabesuch, eine kalte Dusche oder eine Massage. Wichtig ist nur, dass es dir guttut und es sich für dich gut anfühlt.

Überlege dir also, welche Belohnung zu dir und deinem Alltag passt. Und dann nutze deine Zeit, um dein Ziel zu erreichen – und genieße die Belohnung.

Welche Rolle spielt Dankbarkeit?

Dankbarkeit gehört zu den wichtigen Aspekten des menschlichen Sozialverhaltens und wirkt sich positiv auf die psychische Gesundheit und auf zwischenmenschliche Beziehungen aus.

Aktuell wird immer mehr untersucht und erforscht, was bei Dankbarkeit in welchen Hirnarealen passiert und wie man diesen Stimulus gerade auch im Umgang mit und in der Therapie von Schmerzen und psychischen Erkrankungen einsetzen kann. Spannend ist bei aktuellen Studien, dass bei Dankbarkeit der vordere cinguläre Kortex (Seite 44) vermehrt aktiv wird.[14] Das ist der Bereich, der auch bei der emotionalen Bewertung von Schmerzen eine entscheidende Rolle spielt.

Unter Dankbarkeitstraining versteht man nämlich etwas anderes als allgemein bekannt. Dankbarkeit ist zunächst eine soziale Emotion. Sie drückt die Anerkennung dafür aus, was jemand anders für uns getan hat. Für viele bedeutet Dankbarkeitstraining, das Beantworten der Frage: Wofür bist du heute dankbar? Nimm dir fünf Minuten jeden Tag und schreibe es auf. Dinge aufzuschreiben, für die man dankbar ist, klingt logisch. Allerdings zeigen neueste Studien, dass so die neuronalen Schaltkreise für Dankbarkeit nicht aktiviert werden. Studien zeigen auch, dass Personen, die länger unter Schmerzen leiden, sensibler reagieren und weniger optimistisch sind. Umkehrt zeigen Studien, dass Optimismus und Dankbarkeit sich positiv auf die Gesundheit und das Wohlbefinden auswirken. Wie genau sich diese Auswirkungen messen lassen und welche neuronalen Mechanismen dahinterstehen, wissen wir allerdings im Moment noch nicht.

In Bezug auf Dankbarkeit werden wissenschaftlich die Wahrnehmung und die positiven Emotionen verbunden, die man erlebt hat, wenn man vom Wohlwollen anderer profitiert hat. Es geht also vereinfacht gesagt um die beiden Aspekte, dass die Person, die dir etwas gibt, sich dafür angestrengt hat, und dass du als empfangende Person etwas Wertvolles und Bedürfniserfüllendes erhältst.[15]

Dankbarkeit macht uns widerstandsfähiger und wir fühlen uns wohler – das haben Psychologen festgestellt. Was neurologisch dabei genau passiert, ist bisher dagegen noch unklar. Wir wissen aktuell nicht, wie das Gehirn die Gefühle der Dankbarkeit generiert, können aber in ersten Studien von Größenveränderungen bestimmter Gehirnbereiche und über erhöhte Hormonspiegel erste Auffälligkeiten erkennen. Spannend ist in diesem Zusammenhang zum Beispiel, dass durch bewusste Dankbarkeit ein Bereich im Gehirn deutlich aktiviert wird, der zur Schmerzlinderung beim Betrachten von Personen, die wir lieben, aktiv ist. Andere Studien zeigen die Reduzierung von Entzündungsreaktionen durch Dankbarkeitstraining.[16]

Wie läuft ein Dankbarkeitstraining ab?

Dankbarkeitstraining im psychologischen und neurowissenschaftlichen Kontext bezieht sich allerdings auf eine andere Perspektive, als man denken würde. Die Probanden hören, lesen oder sehen eine Geschichte, in der anderen Menschen geholfen wird. Oftmals werden in den Studien Erzählungen von Holocaust-Überlebenden gewählt. Sie berichten davon, wie andere ihnen geholfen haben, den Holocaust zu überleben, mit Nahrungsmitteln, Kleiderspenden, Fluchtwegen, Verstecken oder anderen eindrücklichen Geschichten. Durch unterschiedlichste Untersuchungen wurde herausgefunden, dass dadurch die neuronalen Schaltkreise am deutlichsten aktiviert werden. Wenn wir also nachempfinden, wie andere Hilfe erhalten haben, passiert ein kleines Feuerwerk in unserem Gehirn, das positive Effekte auf Atmung und Herzschlag sowie über den Hormonhaushalt Einfluss auf alle Organe ausübt.

Interessant daran ist, dass Geschichten mit die wichtigsten Mittel sind, mit denen wir Informationen in unserem Gehirn organisieren. Von Kindheit an lernen wir über Geschichten unsere Umwelt, unseren Körper und die Gesellschaft kennen. Wir erkennen Zusammenhänge, entdecken Widersprüche und tauchen ein in uns unbekannte Welten. Für das Erleben der Dankbarkeit ist es dabei wichtig, eine gewisse Zugehörigkeit zu der Person in der Geschichte zu empfinden. Da bedeutet nicht, dass man das Erzählte selbst erlebt haben oder auch nur ansatzweise nachempfinden muss. Jedoch sollte man Verständnis für die Situation und das Erzählte haben. Man muss sich also stark mit dem Gedanken auseinandersetzen, wie es ist, in diesen Momenten Hilfe zu bekommen. Man spricht dann auch von Empathie oder Mitgefühl für jemanden, der Hilfe erhalten hat. Es muss daher eine echte Erfahrung, ein echtes Erlebnis anderer sein. Und das geht über die Erzählung einer Geschichte am besten. Der Neurowissenschaftler Andrew Huberman geht in einer Folge seines empfehlenswerten Podcast sehr ausführlich auf dieses Thema ein.[17]

Dankbarkeitstraining – so geht's

Kurz zusammengefasst empfiehlt Andrew Huberman folgende Routine:

- Finde eine Geschichte, die für dich kraftvoll ist, die dich inspiriert und in der eine andere Person Hilfe erhalten hat. Stell dir die emotionale Erfahrung der Person, die Hilfe erhält, vor.
- Oder: Erinnere dich an eine Situation, in der du jemandem geholfen hast und die Person dankbar war. Wie hast du dich gefühlt, als du die Dankbarkeit wahrgenommen hast?
- Wiederhole diese Geschichte ein paar Mal.

Damit du künftig schneller und effektiver in denselben Gemütszustand kommst, kannst du eine Abkürzung der Übung nutzen. Mach dir drei Notizen zu deiner persönlichen Dankbarkeitsgeschichte:

- Was ist die Herausforderung in der Geschichte?
- Was ist die Hilfe in der Geschichte?
- Wie wirkt sich das gefühlsmäßig auf dich aus?

Mit dieser Notizliste kannst du zukünftig das Gefühl der Dankbarkeit schon in 60 Sekunden abrufen.

Diese Übung klingt für viele Betroffene zunächst ungewöhnlich. Zu oft hat man gelesen, man soll aufschreiben, wofür man selbst dankbar ist. Und das ist auch prinzipiell nicht falsch, um positive Emotionen zu wecken. Wenn man aber die neuronalen Schaltkreise anregen möchte, die für tief empfundene Dankbarkeit zuständig sind, ist die oben beschriebene Herangehensweise notwendig. Wichtig ist dabei, dass es eine Geschichte ist, die dich persönlich bewegt, die für dich bedeutend ist. Das ist wie Schmerz sehr individuell. Finde also eine Geschichte, die dich persönlich berührt. Nur so generierst du funktionelle und strukturelle Veränderungen in deinem Gehirn. Und mit jeder Wiederholung werden diese Schaltkreise effektiver und schneller.

Das ist eine sehr gute Möglichkeit, deinen Geistes- und Körperzustand positiv zu verändern. Du wirst entspannter, empfindest ein Gefühl der Freude und gleichzeitig werden Angstkreisläufe reduziert und positive Emotionen verstärkt. Das ist besonders bei Schmerzen wichtig, um die Bedrohungserkennung zu verbessern und deinen persönlichen Bedrohungslevel zu senken. Auch wenn du erst einmal skeptisch sein solltest, probiere es aus. Glaube mir, es lohnt sich.

Besonders der Effekt auf soziales und emotionales Wohlbefinden wurde auch in Metastudien beleuchtet und als wirksam befunden. Nach wie vor muss die einzigartige Wirkung von Dankbarkeit auf rein körperliche Effekte noch weiter untersucht werden, um ein klares Bild und Verständnis zu schaffen.[18]

Welcher Typ bist du?

Um die Dankbarkeit in den Alltag einzubinden, kann es sinnvoll sein, sich Gedanken über die eigenen Tendenzen zu machen. Auch wenn wir alle verschieden sind, gibt es in der Persönlichkeit dennoch Ausprägungen, die man berücksichtigen kann. Bist du beispielsweise eher ein Morgen- oder ein Abendtyp? Die Aufteilung in »Lerche« und »Eule« ist vielen bekannt, aber nur wenige berücksichtigen das für ihr Training und den Umgang mit Schmerzen. Wenn du morgens mehr Energie hast und abends nur noch platt auf dem Sofa sitzt, ist es sinnvoll, deine Dankbarkeitsroutine morgens durchzuführen. Dann hast du noch Kraft und Motivation. Abends wird es dir schlichtweg an Energie fehlen, diese neue Routine aufzubauen.

Du kannst dich auch fragen, ob du eher ein Beginner oder ein Beender bist. Beginner starten gern neue Dinge, fangen mit einem neuen Hobby an, sind schnell begeistert und verlieren dann die Lust. Beender ziehen Pläne bis zum Ende und bis in das kleinste Detail durch. Bist du eher ein Beginner, solltest du dir überlegen, wie du auch langfristig am Ball bleibst. Du kannst zum Beispiel kleine Zwischenerfolge feiern, um dranzubleiben. Bist du eher ein Beender, solltest du dir am Anfang Anreize setzen, damit du beginnst. Du kannst dir dafür Support von anderen holen, zum Beispiel als Trainingspartner, oder du schreibst dir selbst einen Motivationsbrief.

Auch hier gilt wieder: Wir sind alle verschieden. Dennoch kann dir eine gewisse Charakterisierung helfen, für dich Routinen aufzubauen und das Neue in deinen Alltag einzubinden.

Dankbarkeit zu einer täglichen Routine werden zu lassen, lohnt sich. Überlege dir, wann dafür der richtige Zeitpunkt in deinem Tagesablauf ist. Und erwarte keine sofortige Wirkung. Denn bis sich die positiven Einflüsse in der Struktur deines Gehirns manifestieren, bedarf es der stetigen Wiederholung. Dann verhält es sich wie mit jeder Form von Training: Es wird dir immer leichter fallen und du wirst die Effekte schneller spüren.

Bist du, was dieses Ziel angeht, eher zuversichtlich oder unsicher? Das macht einen großen Unterschied in der Umsetzung. Wenn du zuversichtlich bist, gelingt es dir meist schneller, eine neue und gesunde Routine aufzubauen. Bist du eher unsicher, brauchst du vielleicht Unterstützung. Dir Zuspruch von deinen Liebsten zu holen, kann dann bereits eine Erleichterung sein. Oder du holst dir gezielten Support in Training oder Therapie. Das gibt dir Sicherheit und macht es dir leichter, neue und gesunde Gewohnheiten zu etablieren.

Und so kann Dankbarkeit bald schon eine entscheidende Rolle für dich und deine Schmerzen spielen.

Wie helfen neue Perspektiven?

Um besser mit deinen Schmerzen umzugehen, bleibe neugierig, schaue anders auf Bekanntes und gib so deinem Gehirn die Möglichkeit, Dinge neu zu bewerten.

Wer unter Schmerzen leidet, verliert oft aus ganz pragmatischen Gründen seine Neugierde. Aus Angst, dass es gleich wieder in den Rücken oder in das Knie schießt, sagt man den geplanten Spaziergang ab. Den Kinobesuch könnte man eh nicht schmerzfrei genießen und der Städtetrip klingt auch eher nach Stress als nach Entspannung. Schneller als einem lieb ist, verharrt man dann in seinen eigenen vier Wänden und bekommt kaum noch neue Informationen. Und das bedeutet auch, dass das Gehirn weniger Input erhält. Wie du bereits gelernt hast, bedeutet weniger Input aber auch weniger Integration und eine schlechtere Vorhersage eventueller Bedrohungen.

Daher hilft es, neue Blickwinkel einzunehmen. Das Erstellen fantasievoller und positiver Zukunftsszenarien kann dabei helfen, aus diesem Zustand herauszukommen, und ist für viele die Voraussetzung dafür, langfristige und nachhaltige Ziele zu formulieren. Unterschiedliche Techniken können dabei helfen, das Körperbewusstsein und die eigene Wahrnehmung zu trainieren und dadurch neue Informationen zu bekommen. Gerade im Umgang mit Schmerzen kann es sehr hilfreich sein, das eigene Wohlbefinden durch die Förderung verschiedener Formen von Körperbewusstsein zu steigern.

Es ist wichtig, dass der erlernte Schmerz und die damit abgespeicherten negativen Informationen gelöscht beziehungsweise neu geschrieben zu werden. Darauf wird insbesondere in der Therapie chronischer Schmerzpatienten immer mehr geachtet.[19] Die Flexibilität zum Umdenken ist dabei entscheidend. Auch wenn es bequemer sein mag, an alten Denkweisen und Informationen festzuhalten, empfiehlt es sich, sich an neue Denkweisen heranzutasten. Schmerzen, den Umgang damit und den eigenen Alltag neu zu durchdenken, mag anfangs anstrengend sein, aber es lohnt sich. Wissenschaftler sprechen hier von kognitiver Trägheit.[20]

Doch genau darin liegt auch eine Chance. Sich und das eigene Wissen kritisch zu hinterfragen, verlangt die Auseinandersetzung mit der eigenen Identität. Was wir bisher zu wissen glaubten, mag dann nicht mehr stimmen. Ich habe selbst erfahren, wie sinnvoll es sein kann, Wissen und Meinungen loszulassen und Themen – und dabei auch sich selbst und das eigene Verhalten – kritisch zu hinterfragen. Es kann im wahrsten Sinne des Wortes sehr heilsam sein, Zusammenhänge und Erlerntes zu überdenken. Das führt manchmal sogar so weit, dass man neue Lösungen für alte Probleme findet und auf alte Lösungen für neue Probleme zurückgreifen kann.[21]

Für mich war es eine große Erkenntnis und Erleichterung, mein Training und meine Gesundheit als eine Art wissenschaftliches Experiment zu sehen. Das machte es mir leichter, zu hinterfragen, was ich zu wissen glaubte, und neugierig auf das zu sein, was ich noch lernen konnte. Das hat mir neue Dimensionen eröffnet und das Verständnis für meinen Körper und das Vertrauen in ihn gesteigert und gestärkt. Geh mit der Neugierde eines Wissenschaftlers oder eines Kindes an das Thema Schmerz heran. Sage dir: »Das habe ich noch nie gehört, das probiere ich selbst einmal aus« und mache dir ein eigenes Bild davon. Spüre, wie dein Körper auf neue Reize reagiert und betrachte die Schmerzen aus unterschiedlichen Blickwinkeln.

Zu Betroffenen sage ich oft: »Sieh es als ein Experiment. Wir stellen die Hypothese auf, dass ein bestimmter Trainingsansatz eine Schmerzreduzierung ermöglicht. Die Hypothese kann entweder bewiesen oder widerlegt werden. Du kannst also nur gewinnen. Auf jeden Fall hast du dann etwas über deinen Körper gelernt.« Diese Neugierde und Offenheit gegenüber neuen wissenschaftlichen Erkenntnissen, neuen Therapie- und Trainingskonzepten, therapeutischen Alternativen und ganzheitlichen Ansätzen ist es, die aktuell Bewegung in eine zuvor verstaubte Therapie- und Trainingslandschaft bringt.

In Therapie und Training ist der Trend zu erkennen, dass Trainierende immer besser aufgeklärt werden. Das Bestreben, im Gesundheitsbereich nicht nur neurophysiologisches Wissen, sondern auch pädagogische und kommunikative Fähigkeiten miteinander zu kombinieren, lässt Gutes erhoffen. Dabei ist es notwendig, dass du eine positive Veränderung in Bezug auf deine Schmerzen wahrnimmst. Sowohl die Selbst- als auch die Schmerzwirksamkeit kann dadurch optimiert werden und zu Funktionssteigerung und Reduzierung des Leidensdrucks führen.[22]

Ausdauer ist entscheidend

In der Auseinandersetzung mit den Schmerzen geht es zu einem großen Teil um Ausdauer.

Du brauchst Ausdauer, um

- den Schmerz zu ertragen
- immer wieder kritische Fragen zu stellen
- dich immer wieder zu motivieren
- neue Blickwinkel einzunehmen
- dich zu bewegen und herauszufordern
- gesund und ausgeglichen zu leben
- mit kleinen Veränderungen und Schritten zufrieden zu sein
- aufmerksam und achtsam zu sein

Wie du anhand der Aufzählung merkst, geht es weniger um die körperliche Ausdauer. Bei Ausdauer denken viele sofort an den Ausdauerlauf in der Schule und das Außer-Atem-Sein. Entscheidend ist aber vor allem die Entwicklung der mentalen und psychologischen Ausdauer. Dabei spielen die eigenen Erwartungen und Überzeugungen eine große Rolle. Denn gerade diese halten uns oftmals zurück.

Dein Ziel, dass du zuvor erarbeitet hast (Seite 97), klar zu kennen, liefert oft die Entschlossenheit und den Willen, auch in herausfordernden Zeiten weiterzumachen.

Mache weiter

- mit den Therapieansätzen
- mit dem Training und den Übungen
- mit dem Blick auf das Positive
- damit, Dankbarkeit zu trainieren, siehe »Welche Rolle spielt Dankbarkeit?« (Seite 110)
- damit, achtsam und aufmerksam zu sein
- damit, gesunde und bewusste Entscheidungen zu treffen
- damit, neue Blickwinkel einzunehmen

Wenn du dieses Ziel und dein Warum für dich nicht geklärt hast, wird es dir schwerfallen, die nötige Ausdauer aufzubringen, dich mit neuen Übungen und Bewegungen auseinanderzusetzen, neue Techniken für dich zu erproben, neue Blickwinkel einzunehmen und Neues zu wagen.

Umgekehrt gilt aber auch: Wenn du geklärt hast, warum du etwas ändern willst, fällt dir die Umsetzung deutlich leichter und ist nachhaltiger.

Schmerz ist das effektivste und effizienteste Mittel unseres Körpers, uns zum Abbrechen und Aufhören zu bringen.
Die mentale Belastbarkeit und die Schmerztoleranz können sich durch Training jedoch entwickeln. Dadurch wird die Schwelle für die wahrgenommene Bedro-

hung durch das Gehirn erhöht. Die Toleranz gegenüber der Angst vor Schmerzen und damit auch deine Leistungsfähigkeit werden dadurch optimiert.

Was bedeutet das konkret?

Wenn du nach acht Stunden am Rechner das Brennen im Schulter-Nacken-Bereich wahrnimmst, zeigt dir dein Körper durch den Schmerz, dass die Belastung nicht deiner Ausdauer entspricht. Ziel sollte dann nicht sein, dass du die Schmerzen ignorierst und zukünftig neun Stunden vor dem Rechner sitzt. Im Gegenteil: Du könntest deine Ausdauer trainieren, indem du bewusst Pausen einlegst, ein paar entspannte Atemzüge zwischendurch nimmst, ein paar Schritte an der frischen Luft gehst oder für gewisse Tätigkeiten vom Sitzen ins Stehen wechselst.

Wenn du nach langer Konzentration Kopfschmerzen bekommst, zeigt dir dein Körper durch den Schmerz, dass du diese lange Phase der Konzentration nicht gewohnt bist. Hier kann es sinnvoll sein, sich Zeitblöcke für konzentrierte Tätigkeiten freizuhalten und diese mit anderen Tätigkeiten abzuwechseln, die weniger Konzentration verlangen. Du kannst auch zwischendurch die Augen schließen und nur die Spannung und Entspannung in deinem Körper wahrnehmen. Diese kurze Pause und das Wahrnehmen deines Körpers regulieren deinen Stresslevel und entspannen.

Die verrückte Acht

Eine weitere Möglichkeit, an deiner Ausdauer zu arbeiten, ist die Aufmerksamkeitskontrolle. Ein spielerisches Beispiel dafür ist »die verrückte Acht«.

- Nimm dir 8 Minuten Zeit.
- Falte ein Blatt Papier 3-mal und falte es wieder auf.
- Nimm dir Pro Feld 1 Minute Zeit.
- Schreibe und zeichne in jedes Feld, was du tun kannst, um an deinen Schmerzen zu arbeiten. Idealerweise fallen dir kreative und vielleicht sogar utopische Dinge ein.
- Es ist okay, wenn es anfangs ungewohnt und schwierig ist.
- Belohne dich dafür, dass du dir die Zeit genommen hast.
- Überlege dir, welche der acht Optionen es wert sind, ausprobiert zu werden.

Dieser Denkansatz ist in Business-Workshops verbreitet, um kreative Lösungen für bestehende Herausforderungen zu finden. Ich nutze ihn, um mit Betroffenen acht neue Perspektiven auf aktuelle Herausforderungen zu finden. Denn bei dieser Übung nimmst du acht unterschiedliche Perspektiven ein, aus denen du deine Schmerzen bewältigen kannst.

Was passiert bei der Übung?

Das Großhirn besteht aus zwei Hälften (Hemisphären). Sie werden durch das Corpus callosum miteinander verbunden.

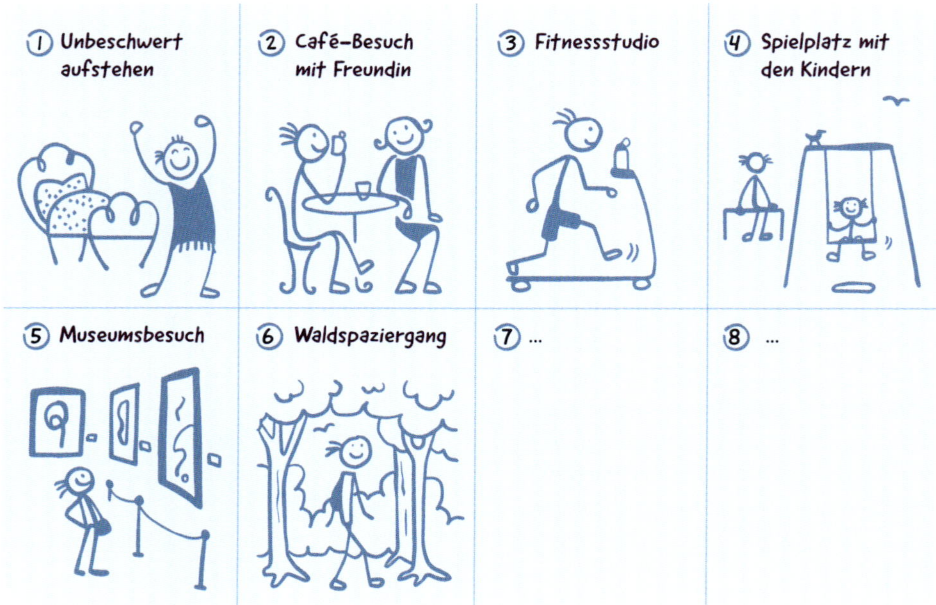
1 Unbeschwert aufstehen
2 Café-Besuch mit Freundin
3 Fitnessstudio
4 Spielplatz mit den Kindern
5 Museumsbesuch
6 Waldspaziergang
7 ...
8 ...

Die verrückte Acht

Stark vereinfacht kann man sagen: Die linke Gehirnhälfte ist für Rationales, Logik und analytisches Denken zuständig, hier werden Zahlen, Schrift, Sprache und Ähnliches verarbeitet. Sie kontrolliert die rechte Körperhälfte.

Die rechte Gehirnhälfte ist für Emotionales und Kreatives zuständig. Hier wird Kreativität, Intuition, Musik, Kunst und Ähnliches verarbeitet. Zudem kontrolliert sie die linke Körperhälfte.

Die Übung verbindet beide Hemisphären miteinander, weil sie Kreativität und analytisches Denken miteinander verbindet. Die kreative Vorstellung der acht unterschiedlichen Perspektiven verbindet sich mit konkreten Lösungen, die du ausprobieren kannst. Außerdem werden die Basalganglien aktiviert, die unter anderem für die Handlungsplanung zuständig sind.

Indem du nacheinander acht unterschiedliche Handlungsalternativen durchdenkst, hast du eine deutliche Aktivierung. Indem du acht unterschiedliche Blickwinkel einnimmst, eröffnest du deinem Nervensystem acht mögliche Lösungswege. Jeder einzelne ist mit Informationen, Emotionen und Vorstellungen verbunden. Das führt zu einer Neubewertung deiner aktuellen Situation. Durch die neuen Optionen kann es zum Entdramatisieren durch das Gehirn kommen. Das bedeutet, dass dein Gehirn dann vielleicht nicht mehr mit Schmerz oder Stress reagiert, um dich vor einer Bedrohung zu schützen.

Indem du acht unterschiedliche Blickwinkel einnimmst, schulst du deine mentale und psychologische Ausdauer und übst dich in Aufmerksamkeitskontrolle. Was anfangs schwerfallen mag, wird mit etwas Übung immer leichter und kreativer. Es wird also höchste Zeit, für neue Perspektiven. Und das nicht nur mental, sondern auch körperlich.

Bewegungen neu entdecken

Viel zu oft bewegen wir uns nur in den gewohnten Bewegungsradien, machen die Bewegungen und Übungen, die wir sowieso schon können und in denen wir gut sind. Hier kannst du durch kleine Veränderungen viel Potenzial entfalten.

Such dir eine Alltagstätigkeit aus, die du jeden Tag machst. Das kann Zähneputzen, Post holen oder Kochen sein. Betrachte ab heute diese alltägliche Bewegung aus unterschiedlichen Perspektiven und setze sie auch um. Langfristig kannst du das dann mit jeder Übung machen, die dir guttut – egal ob aus der Physiotherapie, aus diesem Buch oder wo auch immer du sie entdeckt hast. Mache die Tätigkeit und später die Übungen

in unterschiedlichen Geschwindigkeiten

- sehr langsam
- langsam
- normal
- schnell
- sehr schnell

in unterschiedlichen Positionen

- sitzend
- stehend
- liegend
- auf einem Bein stehend
- angelehnt an die Wand
- kniend

mit veränderter Augenposition nach

- oben
- unten
- rechts
- links
- oben rechts
- oben links
- unten rechts
- unten links

mit veränderter Kopfposition nach

- oben
- unten
- rechts
- links
- oben rechts
- oben links
- unten rechts
- unten links

verbunden mit neuen Gerüchen

- Parfum
- Duftkerze
- Kaffeepulver
- Lavendel
- Zitrone
- Bestimmt hast du noch andere Ideen.

an verschiedenen Orten

- Bad
- Küche
- Flur
- Wohnzimmer
- Schlafzimmer
- Kinderzimmer
- Balkon, Terrasse oder Garten

Binde alle deine Sinne ein:

- Hören
- Sehen
- Fühlen
- Schmecken
- Riechen
- Tasten

Denke daran: Je bewusster du deinen Körper und einzelne Körperteile wahrnimmst, desto effektiver werden die Übungen. Dabei kannst du immer wieder damit spielen, deinen Fokus auf unterschiedliche Körperteile zu lenken. Wie fühlt sich dein Ohrläppchen an, wie dein Brustkorb, wie deine einzelnen Zehen und wie die Stelle, die gerade schmerzt? Du wirst merken, dass durch die Verschiebung deiner Aufmerksamkeit auch die Schmerzwahrnehmung verändert wird.

Spüre bewusst die Bewegung und nimm den Schmerz wahr. Achte dabei auch auf deine Umgebung: Ist dir die Temperatur angenehm? Welche Geräusche hörst du? Nimmst du einen Luftzug wahr? Was erkennst du in deiner Umgebung? Was kannst du in der Ferne sehen? Sammle möglichst viele Informationen und lass deinen Fokus immer wieder umherschweifen. So verbindest du neue Erlebnisse miteinander und veränderst Tag für Tag dein Gehirn.

Einen Ausblick wagen

Die Wissenschaftler sind aktuell dabei, einzelne Puzzlestücke des menschlichen Körpers zusammenzusetzen. Jedes Jahr kommen neue Forschungsergebnisse hinzu. Je mehr wir wissen, desto besser können wir reagieren. Das kann dir aber keiner abnehmen. Kein Arzt, keine Therapeutin, keine Trainerin und kein Coach kann erreichen, was du 24/7 erreichen kannst. Denn es ist dein Gehirn, dein Körper. Es ist dein Input, die Integration deines Gehirns und der Output deines Körpers.

Fang also an, diese Dinge zu verändern, und erlaube dir dabei, klein anzufangen. Zwei Minuten jeden Tag können schon viel bewirken. Micro-Habits, also kleine Verhaltensänderungen, sind effektiver und nachhaltiger als große Pläne, die dann nicht umgesetzt werden. Hauptsache, du bleibst dran. Kontinuierlich – Tag für Tag. Damit gestaltest auch du ein aktives, unbeschwertes Leben und kannst deinen Alltag, mit all seinen Herausforderungen, Höhen und Tiefen, mit Leichtigkeit genießen. Diese uneingeschränkte Freiheit, alles machen zu können, was du willst, kann viel Motivation freisetzen.

Neue Technologien werden den Umgang mit Schmerzen in den nächsten Jahren revolutionieren. Dabei sollte im Mittelpunkt stehen, dass intelligente Gewohnheiten gefördert werden. Das bloße Ersetzen alter Verhaltensmuster wird langfristig nicht ausreichen. Gerade die Förderung des Bewusstseins gilt es auszubauen. Wissenschaftler sprechen hier vom Reflexionsraum, der die Nutzenden dazu befähigt, zu überlegen, die Folgen der eigenen Handlungen bewusst wahrzunehmen und zu durchdenken.[23] Beispielsweise können Wearables (tragbare Sensoren in Form von Armbanduhren) dir dabei helfen, deinen Körper über unterschiedliche Daten besser zu verstehen und ihm zu vertrauen. Dabei geht es nicht darum, dein Verhalten unbewusst zu lenken, sondern darum, dass du über die Informationen und deinen Körperzustand nachdenkst. Die Förderung des eigenen Körperbewusstseins ist hier das Ziel und nicht nur das reine Datensammeln und eine Abhängigkeit davon.

Denn genauso wie Schmerz ist am Ende jede Erfahrung, die wir machen, subjektiv und individuell. Um miteinander kommunizieren zu können, nutzen wir zwar Kategorien, Maße und Daten, egal ob Farbschema, Schmerzskala oder Geschmacksrichtung. Was wir fühlen, sehen, hören, riechen und wahrnehmen, ist aber letztlich unsere subjektive Wahrnehmung. Wir wissen nicht, ob unser Gegenüber das Blau ebenso blau sieht, das kalte Wasser als genauso kalt empfindet und den Geruch genauso riecht. Wir einigen uns auf allgemeingültige Beschreibungen. Wie Schmerz ist aber all das individuell und damit veränderbar.

Bei der Lektüre dieses Buches hast du bereits vieles gelernt, das du direkt im Alltag umsetzen kannst. Manches war dir vermutlich schon bekannt, anderes neu. Oft werde ich gefragt, was meiner Meinung nach das Wichtigste im Umgang mit Schmerz ist. Wenn ich mich auf eine Aussage reduzieren müsste, die ich dir mitgeben darf, sage ich:

»*Bleibe neugierig und mutig.*«

Sei neugierig und mutig, um dich auf Veränderungen, neue Perspektiven und ungewohnte Erfahrungen immer wieder neu einzulassen. Auch wenn dein Körper natürlichen Alterungsprozessen ausgesetzt ist, sei achtsam und dir dessen bewusst, dass du deinen Körper und dein Gehirn jeden Tag aufs Neue verändern kannst.

Sieh dieses Buch als Chance, dir deines Potenzials bewusst zu werden. Gib deinem Gehirn die Möglichkeit, neue Synapsen zu erstellen. Denn wie du bereits weißt, entstehen Schmerz und Bewegung im Gehirn. Und es liegt an dir, dein Gehirn zu restrukturieren, ihm neue Informationen zu geben und damit langfristig deine Schmerzen in den Griff zu bekommen und so deinen Alltag unbeschwert zu genießen.

Emotionen entwickeln sich von Überraschung über Neugierde zu Begeisterung. Wenn etwas neu oder unbekannt ist, fragen wir uns erst einmal: »Ist das wirklich so?«, und wollen dann mehr darüber erfahren, bevor wir uns dafür begeistern können.[24] Daher ist es gerade auch im Umgang mit Schmerz so entscheidend, neugierig zu sein und sich auf bisher ungewohnte Aspekte einzulassen. Das Bekannte in Frage zu stellen, bedeutet nicht automatisch, dass man sich bisher geirrt hat. Vielleicht ist das so, aber vielleicht fehlten auch Informationen und Erfahrungen. Es ist natürlich, dass unser innerer Kampf-oder-Flucht-Modus aktiviert wird, wenn die eigenen Ansichten in Frage gestellt werden. Ich möchte mit diesem Buch keinen Angriff ausüben, im Gegenteil, ich möchte dir die Komplexität des menschlichen Körpers und des Schmerzes näherbringen und ihn damit für dich begreifbarer und handhabbarer machen.

Ich schreibe dieses Buch nach bestem Wissen und Gewissen und bin mir dennoch meines Unwissens bewusst. Viele

Zusammenhänge können wir im Moment nur erahnen. Das Thema Schmerz ist so komplex, dieses Buch kann nur ein zarter Versuch sein, etwas Struktur in diese Komplexität zu bringen, wohlwissend, dass mit Sicherheit bereits bei der Veröffentlichung neue Erkenntnisse vorliegen.

Wir werden also bestimmt noch des Öfteren überrascht werden und sollten neugierig bleiben, was uns die Wissenschaft in den kommenden Jahren alles eröffnen wird. Und gleichzeitig dürfen wir begeistert das anwenden, was wir schon wissen. Nach meiner Erfahrung lohnt es sich, umzudenken und das eigene Wissen zu hinterfragen, sich neue Kompetenzen und Perspektiven anzueignen und neugierig auf die Reaktion des Körpers zu sein.

Ziele formulieren mit der SMART-Formel

Spezifisch: Was möchtest du persönlich erreichen?

Messbar: Wie kannst du das messen?

Attraktiv: Warum ist dir das so wichtig?

Realistisch: Was können Stolpersteine sein? Wer könnte dir helfen?

Terminiert: Wann nimmst du dir die Zeit dafür? Bis wann willst du es erreichen?

Quellenangaben

Alle Websites wurden am 01.08.2022 aufgerufen.

1 Moseley, GL, Butler, D. Explain Pain Supercharged. Adelaide: NOIpress; 2017

2 https://www.schmerz-gesellschaft.de/patienteninformationen/herausforderung-schmerz/was-ist-schmerz

3 Meßlinger, K. (2002) Physiologie und Pathophysiologie der Schmerzentstehung. Manuelle Medizin 40, 13–21. https://doi.org/10.1007/s00337-001-0116-1

4 Groh, A, Mease, R, Krieger, P. (2017) Wo der Schmerz in das Bewusstsein tritt: das thalamo-kortikale System bei der Schmerzverarbeitung. e-Neuroforum, vol. 23, no. 3, 2017, pp. 157–163. https://doi.org/10.1515/nf-2017-0019

5 Moseley, LG (2007) Reconceptualising pain according to modern pain science, Physical Therapy Reviews, 12:3, 169–178, https://doi.org/10.1179/108331907X223010

6 Poleshuck, EL, Green, CR. Socioeconomic disadvantage and pain, Pain: June 2008, Volume 136, Issue 3, 235–238 https://doi.org/10.1016/j.pain.2008.04.003

Fuentes, M, Hart-Johnson, T, Green CR. The association among neighborhood socioeconomic status, race and chronic pain in black and white older adults. J Natl Med Assoc. 2007; 99(10):1160–1169

Eberly, L. et al. (2018) Psychosocial and demographic factors influencing pain scores of patients with knee osteoarthritis. PloS one 13.4: e0195075

7 Melzack, R. Evolution of the neuromatrix theory of pain. The Prithvi Raj Lecture: presented at the third World Congress of World Institute of Pain, Barcelona 2004. Pain practice 5.2 (2005): 85–94

Iannetti, GD., Mouraux, A. (2010) From the neuromatrix to the pain matrix (and back). Exp Brain Res 205, 1–12. https://doi.org/10.1007/s00221-010-2340-1

Wippert, P.M., Wiebking, C. (2018) Stress and Alterations in the Pain Matrix: A Biopsychosocial Perspective on Back Pain and Its Prevention and Treatment. Int. J. Environ. Res. Public Health, 15, 785. https://doi.org/10.3390/ijerph15040785

8 Bandura, A. (1977). Self-efficacy: Toward a unifying theory of behavioral change. Psychological Review, 84, 191–215

9 Jackson, T., Wang, Y., Wang, Y., Fan, H. (2014). Self-efficacy and chronic painoutcomes: a meta-analytic review. The Journal of Pain, 15(8), 800–814

10 Molinari, Guadalupe, et al. (2018) The power of visualization: back to the future for pain management in fibromyalgia syndrome. Pain Medicine 19.7, 1451–1468. https://www.doi.org/10.1093/pm/pnx298

11 https://www.reducept.com/de

12 Romele, A. (forthcoming). Automatic Pain Detection or the Evidential Paradigm Reversed. In: Bedorf, T, Kissler, S. (eds.). On Humans and Machines. Fernuniversität Hagen University Press

13 Chopra, Deepak, Rudolph E. Tanzi. Super brain. Sperling & Kupfer, 2013

14 Fox GR, Kaplan J, Damasio H, Damasio A (2015). Neural correlates of gratitude. Front. Psychol. 6:1491 https://doi.org/10.3389/fpsyg.2015.01491

Hazlett, LI, Moieni, M, Irwin, MR et al. (2021) Exploring neural mechanisms of the health benefits of gratitude in women: A randomized controlled trial, Brain, Behavior, and Immunity, Volume 95, Pages 444–453, ISSN 0889–1591. https://doi.org/10.1016/j.bbi.2021.04.019

15 Fox, GR, Kaplan, J, Damasio, H, Damasio, A (2015). Neural correlates of gratitude. Front. Psychol. 6:1491. https://doi.org/10.3389/fpsyg.2015.01491

16 Hazlett, LI, Moieni, M, Irwin, MR et al. (2021) Exploring neural mechanisms of the health benefits of gratitude in women: A randomized controlled trial, Brain, Behavior, and Immunity, Volume 95, Pages 444–453, ISSN 0889–1591 https://doi.

org/10.1016/j.bbi.2021.04.019

17 https://hubermanlab.com/the-science-of-gratitude-and-how-to-build-a-gratitude-practice

18 Jans-Beken, L, Jacobs, N, Janssens, M et al. (2020) Gratitude and health: An updated review. The Journal of Positive Psychology, 15:6, 743–782, https://doi.org/10.1080/17439760.2019.1651888

19 Konrad, C, Schmelz, M. (2005) Mechanismen der Schmerzentstehung. Internist 46, 1115–1121 https://doi.org/10.1007/s00108–005–1476–8

20 Fiske, ST, Taylor, SE. Social Cognition: From Brains to Culture, 2. Auflage, Los Angeles 2013

21 Grant, A. Think Again: The Power of Knowing what You Don't Know. Viking, 2021

22 Richter, M, Maurus, B, Egan, M et al. Die deutsche Version des Neurophysiology of Pain Questionnaire – German version of the Neurophysiology of Pain Questionnaire: Übersetzung, transkulturelle Adaptation, Reliabilität und Validität. Der Schmerz 2019; 33 (3): 244–252. https://doi.org/10.1007/s00482–019–0366–2

23 Romele, A. (forthcoming). Automatic Pain Detection or the Evidential Paradigm Reversed. In: Bedorf, T. & Kissler, S. (eds.). On Humans and Machines. Fernuniversität Hagen University Press

24 Grant, A. Think again: The power of knowing what you don't know. Penguin, 2021

Register

Empfehlungen von Luise Walther

Bücher

Albrecht, Harro: Schmerz. Eine Befreiungsgeschichte. Droemer, 2015

Barysch, Katrin Nicole: Selbstwirksamkeit. Psychologie der Werte. Springer, 2016

Blakeslee, Sandra, Blakeslee, Matthew: The body has a mind of its own: How body maps in your brain help you do (almost) everything better. Tantor Media, Inc., 2007

Bowman, Katy: Bewegung liegt in deiner DNA: Wie man lernt, sich wieder natürlich zu bewegen, und dadurch gesund wird. Riva, 2016

Butler, David, Moseley, Lorimer: Schmerzen verstehen. Springer, 2016

Butler, David, Moseley, Lorimer: Explain Pain Supercharged. NOI Group, 2017

Clear, James: Die 1%-Methode – Minimale Veränderung, maximale Wirkung. Mit kleinen Gewohnheiten jedes Ziel erreichen. Mit Micro Habits zum Erfolg. Goldmann, 2020

Dahl, Joanne Caroline, Lundgren, Tobias: Living Beyond Your Pain: Using Acceptance & Commitment Therapy to Ease Chronic Pain. New Harbinger, Workbook edition, 2006

Doidge, Norman: Neustart im Kopf. Campus, 2008

Earls, James: Born to Walk: Den natürlichen Gang neu entdecken. Meyer & Meyer, 2016

Lieberman, Daniel E: Unser Körper. Geschichte, Gegenwart, Zukunft. Fischer, 2015

Lienhard, Lars, Schmid-Fetzer, Ulla, Cobb, Eric: Neuronale Heilung. Mit einfachen Übungen den Vagusnerv aktivieren – gegen Stress, Depressionen, Ängste, Schmerzen und Verdauungsprobleme. Riva, 2019

Louw, Adrian: Why Do I Hurt? A Patient Book about the Neuroscience of Pain. Orthopedic Physical Therapy & Rehabilitation. Produ, 2013

McKeown, Patrick: Erfolgsfaktor Sauerstoff: wissenschaftlich belegte Atemtechniken, um die Gesundheit zu verbessern und die sportliche Leistung zu steigern. Riva, 2018

Sapolsky, Robert M: Warum Zebras keine Migräne kriegen. Wie Stress den Menschen krank macht. Piper, 1998

Walther, Luise: Neurozentriertes Training – So trainierst du Gleichgewicht und Stabilität. BodyLIFE, 2022

Websites

www.schmerzgesellschaft.de

www.gesundheitsinformation.de

www.rki.de

www.schmerzliga.de

www.zhealtheducation.com

www.physiobib.de

www.physiomeetsscience.com

www.thieme-connect.com/products/ejournals/pdf/10.1055/a-1099-7350.pdf

(Die Websites wurden am 01.08.2022 aufgerufen.)

Bibliografische Information der Deutschen Nationalbibliothek
Die Deutsche Nationalbibliothek verzeichnet diese Publikation in der Deutschen Nationalbibliografie; detaillierte bibliografische Daten sind im Internet über http://dnb.d-nb.de abrufbar.

Programmplanung: Celestina Filbrandt
Projektmanagement: Manuela Hunfeld
Redaktion: Ursula Brunn-Steiner
Bildredaktion: Christoph Frick, Marie Crämer
Covergestaltung: © Thieme
Layout: CYCLUS · Visuelle Kommunikation, Stuttgart

Bildnachweis:
Umschlagmotiv und Bild S. 3: © S. Schneider/Thieme
Autorinnenfoto: © S. Schneider/Thieme
Fotos im Innenteil: © S. Schneider/Thieme
Die abgebildeten Personen haben in keiner Weise etwas mit der Krankheit zu tun.
Zeichnungen: S. 25: © Nadja Stadelmann;
alle anderen Zeichnungen: © Susi Schaaf, Bellheim

1. Auflage 2023

TRIAS Verlag in Georg Thieme Verlag KG
Rüdigerstraße 14, 70469 Stuttgart, Germany
www.trias-verlag.de

Printed in Germany

Satz: Reemers Publishing Services GmbH, Krefeld
Druck: AZ Druck und Datentechnik GmbH, Kempten

Gedruckt auf chlorfrei gebleichtem Papier

ISBN 978-3-432-11658-7
Auch erhältlich als E-Book:
eISBN (ePub) 978-3-432-11659-4

2 3 4 5 6

MIX
Papier | Fördert gute Waldnutzung
FSC® C008457

Thieme Publikationen streben nach einer fachlich korrekten und unmissverständlichen Sprache. Dabei lehnt Thieme jeden Sprachgebrauch ab, der Menschen beleidigt oder diskriminiert, beispielsweise aufgrund einer Herkunft, Behinderung oder eines Geschlechts. Thieme wendet sich zudem gleichermaßen an Menschen jeder Geschlechtsidentität. Die Thieme Rechtschreibkonvention nennt Autor*innen mittlerweile konkrete Beispiele, wie sie alle Lesenden gleichberechtigt ansprechen können. Die Ansprache aller Menschen ist ausdrücklich auch dort intendiert, wo im Text (etwa aus Gründen der Leseleichtigkeit, des Text-Umfangs oder des situativen Stil-Empfindens) z. B. nur ein generisches Maskulinum verwendet wird.

Datenschutz
Wo datenschutzrechtlich erforderlich, wurden die Namen und weitere Daten von Personen redaktionell verändert (Tarnnamen). Dies ist grundsätzlich der Fall bei Patient*innen, ihren Angehörigen und Freund*innen, z. T. auch bei weiteren Personen, die z. B. in die Behandlung von Patient*innen eingebunden sind.